Homéopathie
L'enfant

Docteur Jacques Boulet

Homéopathie
L'enfant

• MARABOUT •

Avertissement : les conseils que vous trouverez dans les pages suivantes ne se substituent en aucun cas à l'avis de votre médecin homéopathe. Ils ne peuvent remplacer une consultation médicale. Il ne faut également jamais interrompre un traitement en cours, ni modifier soi-même les posologies.

SOMMAIRE

INTRODUCTION

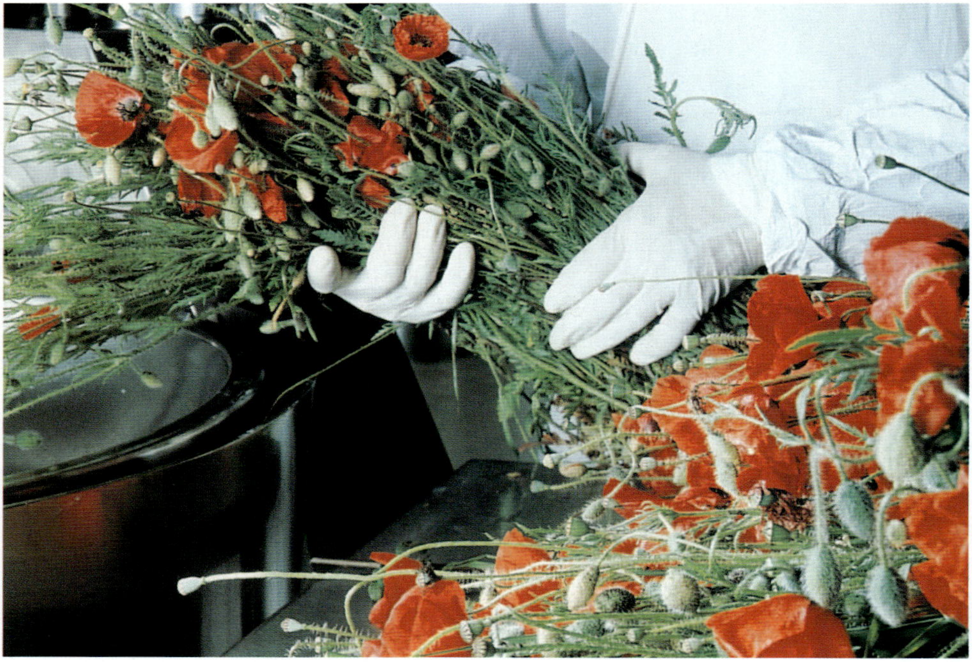

Médecin de famille depuis plus de vingt ans, j'ai pu vérifier la justesse de l'enseignement de mes maîtres. Ceux de la faculté, qui m'ont appris l'importance de l'observation bien faite, fondée sur l'étude minutieuse et objective des symptômes et l'écoute attentive des malades. Ceux de l'école d'homéopathie, qui m'ont fait découvrir la grande efficacité des médicaments homéopathiques. Au quotidien, j'ai pu vérifier que ces deux enseignements étaient inséparables. En effet, il n'y a pas de diagnostic ni de prescription adaptée sans un recours à une pratique clinique exigeante. En même temps, un bon diagnostic et une bonne thérapeutique ne peuvent se contenter de la simple observation ou guérison d'un symptôme, chaque cas est, sinon unique, du moins à prendre en considération d'une manière unique.

Pourquoi l'homéopathie ?

Plus du tiers de mes patients sont des enfants, amenés par leurs parents à la recherche d'une thérapeutique efficace et sans risque d'effets secondaires. C'est d'abord pour des problèmes qui paraissent insolubles que les familles viennent consulter. Un terrain allergique avec des poussées d'eczéma ou de l'asthme ou les deux, des rhinopharyngites ou des otites qui récidivent, des troubles du sommeil, du comportement, des troubles digestifs chroniques. Tous ces parents ne sont pas en rupture avec leur médecin ou le pédiatre de leurs enfants, ils n'ont pas d'idées préconçues contre la médecine ou les médicaments allopathiques. La récidive des maladies ou leur caractère traînant, la prise de conscience que, souvent, les traitements ne guérissent que les symptômes (et encore, pas toujours) et ne tiennent pas compte du terrain spécifique de leur enfant les conduisent à tenter autre chose. Les résultats obtenus sur ces maladies les ont convaincus de l'intérêt des médicaments homéopathiques et les ont encouragés à les utiliser aussi pour toutes les affections courantes de leurs enfants.

C'est pour eux et tous ceux qui ont suivi le même chemin que j'écris ce livre, pour les aider à soigner leurs enfants à chaque fois que c'est possible ou en attendant de voir le médecin et pour mieux comprendre alors ses prescriptions.

D'un côté, des maux ; de l'autre, des mots

Je suis aussi un père de famille de quatre enfants et, de l'autre côté de la porte du cabinet médical, les choses ne sont pas toujours aussi simples que pendant la consultation. Les mots n'ont brusquement plus le même sens. Ce qui est qualifié de « pas grave » lors de la consultation, comme par exemple une difficulté d'endormissement d'un enfant, est parfois très difficile à vivre à la maison. Une otite moyenne aiguë nocturne peut être bénigne et anecdotique pour le médecin, mais pas pour l'enfant et ses parents.

Tout le monde a entendu un jour ces conseils classiques :

• « *Si cela ne s'améliore pas dans un ou deux jours, il faut consulter à nouveau.* » D'accord, mais c'est un, deux ou trois jours ? Quelle est exactement l'amélioration que je dois noter ?

• « *Ne vous inquiétez pas, c'est viral, cela va guérir très vite.* » D'accord, mais l'enfant a toujours 39 °C de fièvre et il est complètement à plat.

• « *Mettez tout de même un peu de crème à la cortisone si l'eczéma est vilain…* » Combien ? Pendant combien de jours ?

• « *Si ça ne va pas mieux, on le mettra sous antibiotique.* » Mais quand et comment savoir ?

Les conseils du médecin ne sont jamais assez précis :

• « *Ce n'est rien, donnez-lui un peu de* ***Belladonna***. » Oui, mais quelle dilution ? Combien de granules ? Combien de temps ?

• « *Quand l'écoulement deviendra plus épais, donnez-lui plutôt* ***Kalium bichromicum 9 CH.*** » C'est quoi « plus épais » ? Combien de temps dois-je attendre ? Et l'autre médicament, qu'est ce que j'en fais ?

Toutes ces interrogations s'ajoutant à la méconnaissance des indications des médicaments homéopathiques et à l'absence de notice renvoient au doute sur l'efficacité d'une méthode et provoquent des réponses négatives : « ça ne marche pas » ou « je n'y crois pas ». Il n'est pas rare d'ailleurs que, dans ces circonstances, un proche, sceptique sur l'homéopathie, enfonce le clou et décrète péremptoirement : « *Tu perds ton temps, il faut être plus efficace, tu devrais le remettre aux antibiotiques, tu es bien trop patient, je connais un sirop super qui le fera dormir. L'homéopathie, c'est bon pour les malades psy, il n'y rien dedans, il faut y croire…* »

Une chaîne de confiance

La médecine et les traitements de vos enfants ne reposent pas sur la croyance mais sur toute une chaîne de confiance. Confiance de votre médecin dans les moyens thérapeutiques qu'il utilise, votre confiance en lui, dans sa compétence, dans ses conseils, confiance du médecin et la vôtre dans les capacités de réagir et de guérir que possède votre enfant. Cette chaîne de confiance n'est solide que si chaque maillon est solide.

D'abord **la compétence du médecin,** qui ne peut considérer l'homéopathie comme une thérapeutique exclusive. Un médecin homéopathe, ce n'est pas un médecin qui ne prescrit que des médicaments homéopathiques, mais un praticien qui connaît dans chaque pathologie la place optimale respective des différentes thérapeutiques. L'association est non seulement possible mais parfois très bénéfique.

Ensuite, **la confiance des parents en leur médecin :** elle ne peut reposer que sur une écoute mutuelle et sur des prescriptions avec des indications très précises.

Puis, **la confiance dans les médicaments,** c'est en général le maillon le plus faible de la chaîne. Pour le consolider il faut accepter quelques règles simples :
• les granules ne sont pas des bonbons ;
• ce sont des médicaments, il faut les respecter comme tous les médicaments ;
• respecter les posologies du médecin ;
• en prendre soin comme de tous les médicaments ;
• comprendre que les médicaments d'un enfant ne conviennent pas forcément à son frère ou à sa sœur.

Enfin, la confiance dans les possibilités de réagir de l'enfant : savoir être patient, comprendre qu'une fièvre qui dure un peu plus que prévu n'est pas une catastrophe et que faire disparaître un symptôme ne suffit pas.

Présentation de ce guide

Pour vous aider et vous guider dans votre rôle auprès de vos enfants en collaboration avec votre médecin, j'ai choisi de vous présenter l'homéopathie sous deux aspects : le classement se fait par médicament et par maladie.

Le médicament : vous trouverez une description brève des principaux médicaments utilisés dans les traitements des enfants. Pour chacun, en plus de son origine, vous trouverez les symptômes caractéristiques chez l'enfant et les situations dans lesquelles le médicament est en général utilisé.

Les maladies ou les motifs de consultation les plus fréquents : à chaque fois, j'ai choisi de vous aider à mieux participer avec votre médecin au traitement de votre enfant. Vous trouverez :
• des conseils pour comprendre la maladie et mieux en observer ses symptômes,
• des conseils de traitement en attendant de consulter.

Ces conseils sont volontairement simples, très directifs mais aussi le plus précis possibles dans la posologie. Dans chaque article, j'ai tenté de vous faire partager mon expérience. De celle-ci, j'ai retenu que les meilleurs résultats sont obtenus en utilisant peu de médicaments et les plus évidents dans le cas considéré.

Médecin de famille, père de famille, je suis aussi gourmand et cuisinier à mes heures. La bonne cuisine familiale, c'est peu d'ingrédients, des recettes simples, éprouvées et beaucoup d'amour et d'attention pour ceux pour qui on cuisine. C'est ainsi que je souhaite que vous accueilliez ce guide, comme un livre de conseils simples, clairs, aux limites d'application bien définies, pour qu'il vous aide à mieux comprendre et soigner vos enfants.

Dr Jacques Boulet

N.B. : le symbole ⚠ accompagnera les maladies ou les circonstances pour lesquelles un avis médical et un suivi médical sont indispendables.

L'HOMÉOPATHIE EN BREF

Il était une fois l'homéopathie…

Christian Samuel HAHNEMANN – né en Saxe (actuelle Allemagne) en 1755 – est considéré non seulement comme le fondateur de l'homéopathie, mais aussi comme l'un des véritables pères de la « pharmacologie scientifique contemporaine », c'est-à-dire l'étude expérimentale des médicaments.

Docteur en médecine en 1779, il soigne tout d'abord avec les remèdes de son temps. Mais, très rapidement, il prend conscience de leur manque d'efficacité et, surtout, de leur toxicité. Ne supportant pas cette impuissance face au malade, il cesse alors momentanément son activité de médecin pour se consacrer à l'élaboration de nouveaux médicaments à partir de nouvelles bases pharmacologiques. Il en vient à expérimenter tant la **similitude** que les **hautes dilutions infinitésimales** (voir encadré).

Fort de nombreuses expérimentations sur des sujets sains volontaires, puis auprès de malades, il publie les résultats de ses travaux de 1796 jusqu'à sa mort, qui survient à Paris en 1843. Il est ainsi le premier à formaliser la fabrication du médicament homéopathique et les domaines de sa prescription.

Les médicaments homéopathiques sont les premiers à avoir été mis au point scientifiquement, c'est-à-dire à la suite d'une expérimentation. Cette expérimentation est à la fois pharmacologique (étude d'une substance sur des sujets sains) et clinique (étude de la même substance sur des sujets malades). À l'époque de Hahnemann, en effet, on ne connaissait et on n'utilisait les médicaments que par réputation.

Similitude et dilutions infinitésimales

Toute substance capable à dose pondérable de provoquer des symptômes chez un sujet sain peut, à dose faible ou infinitésimale, faire disparaître les mêmes symptômes lorsqu'ils sont présents chez un malade.

L'HOMÉOPATHIE AUJOURD'HUI

- L'homéopathie est présente dans plus de 80 pays.
- Près de 36 % des Français, en 2002, ont recours à des médicaments homéopathiques. 31 % y sont favorables et attendent le conseil de leur médecin ou de leur pharmacien pour se soigner par homéopathie. (Sources : IPSOS - avril 2002.)
- Le nombre de patients qui se soignent par homéopathie a doublé au cours des quinze dernières années.
- En France, plus de 30 000 médecins généralistes libéraux sont prescripteurs de médicaments homéopathiques, soit près d'un médecin libéral sur trois.

La fabrication du médicament homéopathique

DES LABORATOIRES SPÉCIALISÉS

Hahnemann élaborait lui-même les médicaments qu'il administrait à ses patients. Ses successeurs firent de même pendant des décennies. Comme les utilisateurs de médicaments homéopathiques furent de plus en plus nombreux, il fallut préparer de plus en plus de médicaments. C'est pour faire face à cette demande et pour être certains d'avoir des médicaments fabriqués avec le maximum de rigueur que les médecins prescripteurs initièrent eux-mêmes la création des laboratoires homéopathiques au début du XXe siècle.

Aujourd'hui, la distribution des médicaments homéopathiques est assurée par les pharmaciens et leur préparation est du ressort des laboratoires, qui associent respect de la tradition hahnemannienne et innovations technologiques.

Pour cela, une équipe pluridisciplinaire, composée de pharmaciens, de vétérinaires, de chimistes, de botanistes et de techniciens, assure au sein du laboratoire un suivi et un contrôle permanent de toutes les étapes de la fabrication des médicaments.

La fabrication des médicaments suit un schéma très rigoureux

- Souches
- Dilutions
- Imprégnation
- Conditionnement

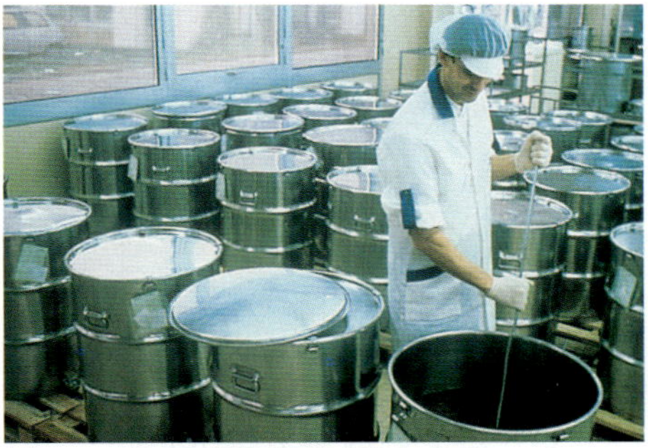

Mise en macération des teintures mères.

LES MATIÈRES PREMIÈRES : LES SOUCHES

L'homéopathie utilise plus de 3 000 substances (souches) différentes issues du monde végétal, animal, minéral ou chimique.

- L'approvisionnement des plantes est cadencé par le rythme naturel des saisons.
- Chaque plante est identifiée sous sa dénomination internationale (nom latin), après avoir satisfait à tous les tests scientifiques de reconnaissance.
- Les plantes, dans leur immense majorité, sont utilisées fraîches après avoir été récoltées à l'état sauvage dans leur environnement naturel ; les conditions de prélèvement respectent l'équilibre naturel de la flore et de la faune.
- Tous les prélèvements sur des animaux sont effectués par des vétérinaires. Les laboratoires s'approvisionnent auprès de sociétés spécialisées qui garantissent la qualité et l'origine des souches. À la fin du contrôle, chaque souche animale est lyophilisée.

PRÉPARATION POUR LA DILUTION

Si elle est soluble dans l'eau ou dans l'alcool, la souche est mise à macérer (plusieurs jours s'il s'agit d'une souche d'origine végétale) dans un mélange eau/alcool ; les proportions de chacun des composants de la préparation sont parfaitement définies par les Pharmacopées française et européenne. Cette macération est ensuite filtrée : on obtient ainsi une **Teinture Mère** (TM).

Si elle n'est pas soluble (cas de certaines souches minérales, chimiques ou animales), la souche est alors broyée dans du lactose. Le produit obtenu s'appelle une **trituration** ; après plusieurs déconcentrations successives (toujours dans des conditions bien définies), il devient soluble dans un mélange d'eau et d'alcool.

LA DILUTION (voir schéma p. 17)

La dilution homéopathique est l'une des clés de la qualité du médicament homéopathique. Elle consiste en une série de déconcentrations successives d'une Teinture Mère (ou d'une trituration) dans des conditions très précises. Dès que le produit à diluer est soluble, chaque opération de **déconcentration** est effectuée dans un milieu liquide ; le mélange subit une agitation standardisée appelée « dynamisation », spécifique à la fabrication homéopathique. Deux méthodes de déconcentration sont utilisées.

La dilution hahnemannienne (CH)

Il s'agit de la méthode la plus couramment utilisée, dont le principe est le suivant :

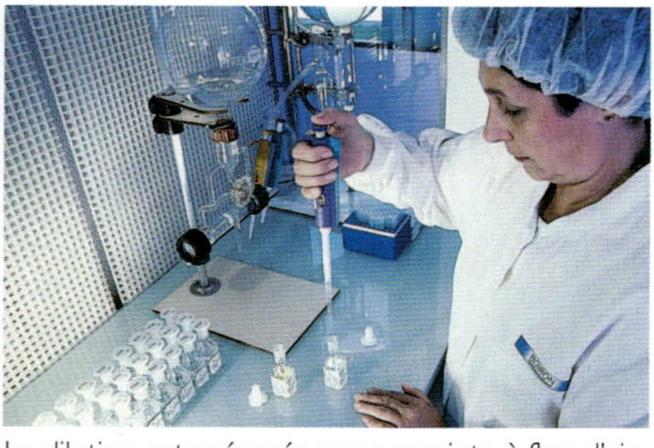
La dilution est préparée sous enceinte à flux d'air laminaire.

- On mélange une partie de la première dilution liquide à 99 parties d'alcool, puis on agite vivement, on « dynamise ». Si l'on part d'une Teinture Mère, on obtient ainsi la première dilution centésimale hahnemannienne ou 1 CH.
- On mélange ensuite une partie de cette dilution 1 CH à 99 parties d'alcool dans un flacon neuf. On « dynamise » et on obtient la deuxième dilution centésimale hahnemannienne ou 2 CH.
- Et ainsi de suite pour chaque nouvelle dilution jusqu'à 30 CH, hauteur de dilution maximale autorisée en France.

Ces dilutions peuvent alors être incorporées à un support neutre, des granules par exemple. Les dilutions les plus prescrites sont 4 CH, 5 CH, 7 CH, 9 CH, 15 CH, 30 CH.

On a coutume de parler de dilutions basses, moyennes et hautes. Les dilutions correspondant à ces paliers ont varié au cours du temps ; actuellement, on entend :
- basses dilutions : 4 CH et 5 CH ;
- dilutions moyennes : 7 CH et 9 CH ;
- hautes dilutions : 15 CH et 30 CH.

Les dilutions korsakoviennes (K)

Les déconcentrations successives sont réalisées dans un même et unique flacon. En vidant par aspiration ce flacon préalablement rempli de Teinture Mère, il reste 1 % de la quantité initiale sur les parois du flacon. On remplit le flacon de solvant (ce qui correspond à ajouter 99 %) et on « dynamise » ; on obtient ainsi la première dilution korsakovienne ou 1 K.

L'opération (vidage, remplissage, succussion) est répétée jusqu'à l'obtention de la hauteur de dilution recherchée.

L'IMPRÉGNATION

L'étape de l'imprégnation consiste à incorporer la dilution homéopathique liquide souhaitée dans un support neutre. Ce support neutre est généralement un granule ou un globule. Cette étape doit permettre une imprégnation homogène jusqu'au cœur du granule.

LE CONDITIONNEMENT

Le médicament homéopathique est ensuite conditionné pour s'adapter à la prescription médicale : les tubes de granules et les doses de globules sont les formes pharmaceutiques les plus couramment utilisées en homéopathie.
Le tube, incassable et neutre, assure une parfaite protection du médicament.
Les autres formes pharmaceutiques habituelles (gouttes buvables, comprimés, pommades, ampoules, collyres, etc.) existent également pour les médicaments homéopathiques, même si elles sont moins courantes.

LE CONTRÔLE

La préparation des médicaments homéopathiques est soumise à des règles très strictes et à des contraintes techniques complexes qui garantissent la fiabilité et la reproductibilité optimales. Le laboratoire de contrôle assure un suivi et un contrôle permanent de toutes les étapes de la fabrication. Il s'appuie sur les équipements et les appareillages d'analyse de pointe.

Recherche et homéopathie

LA RECHERCHE FONDAMENTALE POUR COMPRENDRE.

La recherche fondamentale en homéopathie a pour but d'identifier les lois physiques ou biologiques qui entrent en jeu

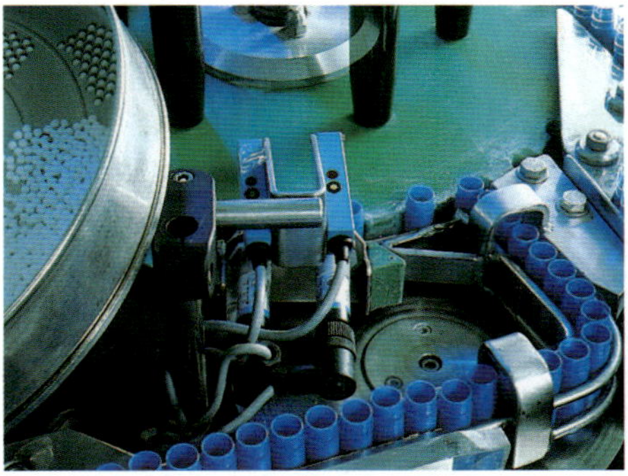

Conditionnement de tubes de granules.

dans l'action des hautes dilutions. Ces travaux ont ainsi démontré l'existence d'une pharmacologie spécifique pour les dilutions homéopathiques.
Les chercheurs s'emploient aujourd'hui à amplifier ces résultats, à les faire connaître et à toujours mieux étudier le mécanisme de l'activité des hautes dilutions.

LA RECHERCHE CLINIQUE POUR PROUVER L'EFFICACITÉ

La recherche clinique a pour objectif de confirmer scientifiquement l'efficacité thérapeutique des médicaments homéopathiques. À ce titre, plus de cent essais cliniques ont été publiés, auxquels s'ajoutent les thèses soutenues en médecine humaine, en médecine vétérinaire ainsi qu'en pharmacologie. Ces travaux ont livré des conclusions positives sur l'efficacité de médicaments homéopathiques dans l'allergie, l'asthme, les diarrhées aiguës ou encore le sevrage des traitements par anxiolytiques.
Il est vrai que nous avons encore beaucoup à apprendre sur l'homéopathie et c'est à cette tâche que s'attèlent plusieurs équipes de recherche dans le monde entier (Europe, USA, Canada, Mexique, Brésil, Inde, Russie, Israël…).

RÉPONSE À TOUT

• Que signifie le mot « homéopathie » ?
« Homéopathie » est composé à partir de deux mots grecs : homoios (« semblable ») et pathos (« maladie »). Les médicaments homéopathiques soignent donc par ce qui est « semblable à la maladie ».

• Qu'est-ce qu'un médicament homéopathique ?
C'est un médicament préparé selon une technique particulière à partir d'une substance de base dont l'origine est végétale, animale, minérale ou chimique.

• Pourquoi les noms des médicaments homéopathiques sont-ils en latin ?
Il existe plus de 3 000 substances de base (souches) pour l'usage homéopathique. Les souches végétales (exemple : ***Arnica montana***) et animales (exemple : ***Apis mellifica***) sont définies par leur dénomination scientifique internationale qui est exprimée en latin. Par extension, on utilise une appellation latine pour les autres souches dont la composition ou la préparation obéit à des règles strictes. Ainsi, les médecins du monde entier peuvent identifier avec précision les médicaments dont ils parlent.

• Comment se présentent les médicaments homéopathiques ?
Ils se présentent le plus souvent sous forme de tubes de granules ou de doses de globules.
Les granules et les globules sont fabriqués avec 85 % de saccharose (sucre de canne) et 15 % de lactose (sucre de lait). Une dose de globules contient 1 gramme de sucre et un tube de 80 granules en contient 4 grammes. Par comparaison, un morceau de sucre contient 5 grammes de sucre.
Le contenu d'une dose (200 globules environ) est à prendre entièrement, en une seule fois ; une prise de granules se compose, en général, de 5 granules.

• Que signifie CH ?
CH est l'abréviation de Centésimale Hahnemannienne. Il indique que le médicament a été préparé selon le procédé de fabrication des dilutions inventé par le docteur Christian Samuel Hahnemann. Le nombre (un ou deux chiffres) qui précède les lettres CH indique le nombre de dilutions subies par la souche.
Le respect de la dilution prescrite par votre médecin est fondamental.

• Quel est le champ d'action de l'homéopathie ?
Le champ d'action de l'homéopathie est vaste et votre médecin en connaît parfaitement les possibilités et les limites.
L'homéopathie couvre notamment la plupart des pathologies courantes : grippe, troubles O.R.L. à répétition, troubles digestifs, stress, insomnies, etc.
Il existe cependant un certain nombre de maladies que les médicaments homéopathiques ne soignent pas. C'est notamment le cas des maladies évolutives graves (cancers, leucémies, maladies sexuellement transmissibles, etc.) et celui des

maladies nécessitant une intervention chirurgicale.
Les médicaments homéopathiques sont aussi parfois prescrits en complément d'autres traitements.

• *Qui est le médecin homéopathe ?*
Le médecin homéopathe est un médecin qui a complété sa formation en étudiant les techniques de prescription des médicaments homéopathiques. Il choisit le traitement (allopathique et/ou homéopathique) le mieux adapté au cas du malade.

• *L'automédication peut-elle suffire ?*
Dans certains cas, l'automédication suffira à soigner une maladie aiguë car le médicament homéopathique peut apporter une solution fiable, rapide et adaptée à la circonstance.
Mais, si aucune amélioration n'est visible rapidement, il est alors impératif de consulter un médecin afin d'obtenir un diagnostic précis et d'établir un traitement adapté.

• *Pourquoi n'y a-t-il pas de notice ? Pourquoi n'y a-t-il ni posologie ni indication ?*
L'homéopathie est une thérapeutique individualisée : deux personnes peuvent recevoir un traitement différent pour une même maladie, selon les symptômes qui prédominent chez l'un ou chez l'autre. Par ailleurs, un même médicament peut traiter différentes affections. Il n'est donc pas possible de mettre une indication et une posologie précises par médicament. Demandez conseil à votre médecin ou à votre pharmacien.

• *Les médicaments homéopathiques sont-ils remboursables ?*
La plupart (1 163) le sont dans les mêmes conditions que les autres médicaments. Ils bénéficient en France d'un statut officiel depuis 1965, date à laquelle il ont été inscrits à la Pharmacopée Française.

• *Les traitements homéopathiques et allopathiques sont-ils compatibles ?*
Il n'y a généralement pas de contre-indication concernant la prise simultanée de médicaments allopathiques et homéopathiques. En cas de doute, votre médecin et votre pharmacien sont là pour vous conseiller.
Même si l'homéopathie est capable de soigner seule de nombreuses affections, votre médecin pourra être amené, le cas échéant, à prescrire d'autres médicaments que des médicaments homéopathiques. Ces différents médicaments peuvent être complémentaires.

• *Quand prendre le(s) médicament(s) homéopathique(s) ?*
Respectez les indications portées sur l'ordonnance ou dans cet ouvrage.
D'une façon générale, les médicaments homéopathiques se prennent en dehors des repas. De même, café, tabac, alcool, menthe sont déconseillés au moment de la prise d'un médicament homéopathique.

• *Les médicaments homéopathiques agissent-ils rapidement ?*
Oui, lorsqu'ils sont employés dans les maladies aiguës.
Dans le cas des pathologies chroniques, où il s'agit de modifier le terrain d'un malade, le délai de réponse sera évidemment plus long.

• Les femmes enceintes peuvent-elles être soignées par homéopathie ?

Du fait de leur déconcentration, les médicaments homéopathiques n'ont ni toxicité chimique, ni contre-indication, ni interaction médicamenteuse, ni effet indésirable lié à la quantité de produit ingéré. Ils peuvent donc être administrés aux femmes enceintes, aux nourrissons, aux enfants, aux adultes et aux personnes âgées.

Cependant, les Teintures Mères sont alcoolisées (voir : **Préparation pour la dilution,** p. 11). Il en est de même de toutes les gouttes buvables préparées en solution alcoolique. Ainsi, 100 gouttes de Teinture Mère à 65 % contiennent 1,026 gramme d'alcool pur (un verre de vin à 12 degrés en contient 9,5 grammes).

Il est donc recommandé de demander conseil à votre médecin ou à votre pharmacien.

• J'ai une vie active. L'homéopathie est-elle faite pour moi ?

L'homéopathie est, par excellence, la médecine des personnes en activité : efficace et rapide dans son action, sans effet indésirable. Elle permet de se soigner avec le minimum de contraintes.

• Peut-on associer les oligoéléments au traitement homéopathique ?

Bien souvent, les médecins associent aux traitements homéopathiques des oligoéléments (cuivre-or-argent, manganèse-cuivre, etc.). Ils présentent, dans bien des cas, une très bonne complémentarité.

• Et les compléments alimentaires ?

Des travaux scientifiques récents ont mis en évidence le rôle essentiel des micronutriments (vitamines, minéraux, acides gras, etc.) dans la nutrition des cellules pour optimiser la forme et la santé.

C'est ainsi qu'est née la nutrithérapie, thérapeutique originale en plein développement, qui propose une supplémentation adaptée en micronutriments pour tous les moments de la vie.

Votre médecin pourra, s'il le juge nécessaire, associer des compléments alimentaires à votre traitement homéopathique.

• Et les animaux, peut-on les soigner par homéopathie ?

Dès le début du XIXe siècle, le Dr Lux, vétérinaire, administrait des médicaments homéopathiques à des chevaux ou des bovins.

Utilisée depuis plus de 150 ans, l'homéopathie vétérinaire permet de soigner les animaux de façon efficace sans contre-indication ou effet toxique. Elle est aujourd'hui prescrite par plus de 400 vétérinaires en France.

Contacts

Comment trouver un médecin prescripteur de médicaments homéopathiques ?

• En consultant l'annuaire téléphonique http://www.pagesjaunes.fr ou par minitel 3611, rubrique médecine générale, orientation homéopathie.
• En interrogeant votre pharmacien.
• En vous adressant au Syndicat national des médecins homéopathes français :
SNMHF, 79, rue de Toqueville
75017 Paris
Tél. 01 40 54 00 15
e-mail : snmhf@club-internet.fr

La fabrication d'un médicament homéopathique

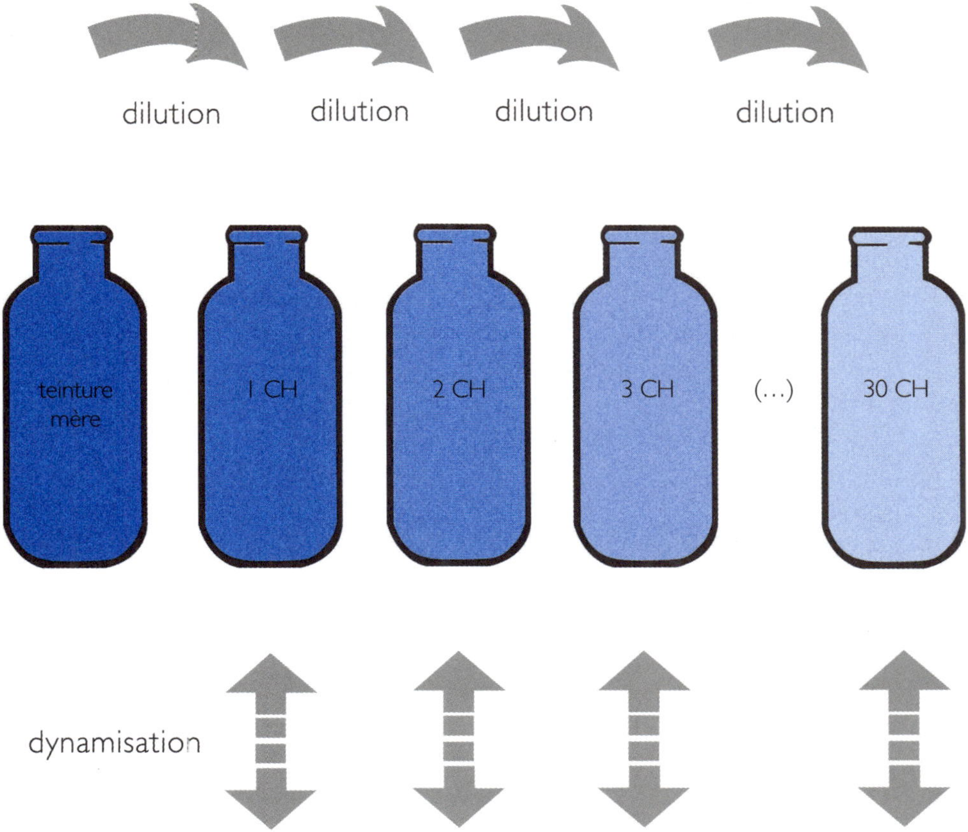

• A • B • C •

ABCÈS ⚠

Devant tout début de bouton, d'abcès, de furoncle, il faut désinfecter et donner :
Hepar sulfur 15 CH, 1 dose matin et soir pendant 2 jours, et
Tarentula cubensis 5 CH, 5 granules 4 fois par jour.

ABROTANUM

Origine
L'aurone mâle.

Utilisation chez l'enfant
Surtout chez les très jeunes, lors d'un amaigrissement important à la suite d'une gastro-entérite aiguë ou de dénutrition.

ACCIDENT (choc, commotion) ⚠

Après tout accident, choc ou commotion (sport, auto, voie publique), donner :
Arnica montana 15 CH, 1 dose à renouveler 4 heures après.

ACCOMODATION

Les troubles de l'accommodation visuelle sont fréquents chez l'enfant et, souvent, ne sont pas diagnostiqués avant le C.P. et l'apprentissage de la lecture. Ils peuvent occasionner des maux de tête ou des douleurs oculaires. Ils apparaissent lors d'efforts visuels : dessin, coloriage et très nettement après abus de télévision, console de jeu ou ordinateur.

Donner :
Arnica montana 9 CH et
Ruta graveolens 5 CH, 5 granules de chaque 4 fois par jour en alternance.

Une consultation chez l'ophtalmologiste est nécessaire dans tous les cas.

Le tuyau
Pour les séances d'orthoptie (rééducation de l'accommodation), qui provoquent souvent fatigue et maux de tête, donner 1/2 h avant et après chaque séance :
Arnica montana 9 CH et
Ruta graveolens 5 CH, 5 granules de chaque.

ACÉTONE ⚠

Les crises d'acétone (dues à une baisse de sucre et caractérisées par une haleine de pomme reinette) surviennent lors de périodes de fatigue ou à l'occasion de maladies fébriles.

Donner pendant la crise :
Senna 4 CH, 5 granules toutes les heures.

Ces crises surviennent chez des enfants « hépatiques » et un traitement de fond sera nécessaire ; ***Phosphorus*** et ***Lycopodium*** sont les médicaments les plus souvent prescrits par le médecin, avec une remarquable efficacité.

Le tuyau
Pendant les crises, donner à l'enfant une boisson sucrée, salée et tonique (du Coca-Cola ® par exemple).

ACNÉ JUVÉNILE

L'acné peut intervenir dès la période pré-pubertaire et témoigne à la fois d'une prédisposition familiale et de facteurs favorisants personnels (digestifs, émotionnels). Elle signe le début de la modification du climat hormonal. Dans tous les cas, ce sera l'occasion d'une consultation pour faire le point sur le début de la puberté et du terrain de l'enfant.

Ce qu'il faut observer

• À quels endroits se trouvent les boutons : front, menton, dos, thorax ?
• Quels sont les aspects des boutons : petits, gros kystes, furoncles ?
• Leur nombre : quelques éléments ou très nombreux ?
• Dans quel contexte apparaît ou s'aggrave l'éruption ?

Ce qu'il est possible de faire en attendant de consulter

Vous pouvez donner à l'enfant pendant 2 mois le traitement suivant :
Sulfur iodatum 9 CH, 5 granules chaque matin.

Ajouter chaque soir 5 granules d'un médicament choisi dans cette liste :
Kalium bromatum 9 CH lorsque ce sont de gros kystes infectés, surtout au niveau du maxillaire chez un adolescent souvent anxieux ;
Selenium 9 CH lorsque la peau et les cheveux sont gras avec de nombreux petits boutons sur le front ;
Antimonium crudum 9 CH si c'est une acné des gloutons avec indigestions fréquentes, accompagnée souvent aussi de verrues plantaires ;
Nux vomica 9 CH s'il s'agit de poussées après des excès de table. Une bonne hygiène alimentaire, de l'exercice sont indispensables.

Donner en plus chaque mercredi :
DHA-S 15 CH, 1 dose.

Si les boutons sont très infectés et douloureux, ajouter chaque dimanche :
Hepar sulfur 15 CH, 1 dose, et alterner, un soir sur deux, 1/2 h avant le dîner, 5 granules des médicaments suivants :
Cuivre Oligogranul ®
Zinc Oligogranul ®.

ACONITUM NAPELLUS

Origine

L'aconit.

Symptômes caractéristiques

• Apparition ou aggravation d'une maladie après exposition à un froid vif.
• Violence des symptômes.

Utilisation chez l'enfant

• Fièvre brutale, très élevée, avec rougeur du visage sans sueur et agitation.
• Fièvre aiguë grippale.
• Insolation.

ADÉNOPATHIE ⚠

Augmentation de la taille des ganglions. L'origine peut être inflammatoire ou infectieuse. Dans tous les cas, la découverte d'une adénopathie doit conduire à une consultation médicale pour examen et bilan.
Dans le cou ou sous le maxillaire, elle témoigne d'infections O.R.L. ou dentaires. Dans la nuque, elle peut être due à certaines maladies virales (rubéole, mononucléose infectieuse) ou à des petites blessures sur le cuir chevelu et bien souvent à des poux.

Donner 2 fois par jour pendant 1 mois :
Drosera 5 CH et
Baryta iodata 5 CH, 5 granules de chaque.

Les adénopathies chroniques sont fréquentes chez les enfants ayant des maladies O.R.L. récidivantes ; elles renseignent le médecin homéopathe sur le terrain à traiter.

AÉROPHAGIE

Par définition, il s'agit d'une déglutition d'air sans aliment qui provoque un gonflement de l'estomac et des renvois. C'est un phénomène nerveux.

Vous pouvez donner pendant 1 semaine, avant de consulter si les symptômes persistent :
Asa fœtida 15 CH, 5 granules chaque matin aux bébés dont les éructations s'accompagnent de rejets alimentaires ;
Argentum nitricum 9 CH, 5 granules chaque matin à l'enfant plus grand, nerveux, qui mange trop vite.

Dans tous les cas, si l'enfant est glouton et irritable, ajouter avant les repas :
Nux vomica 5 CH, 5 granules.

AESCULUS HIPPOCASTANUM

Origine
Le marronnier d'Inde.

Symptômes caractéristiques
• Douleurs piquantes comme des épingles, aggravées par la chaleur et améliorées par la fraîcheur.

Utilisation chez l'enfant
• Poussées hémorroïdaires.

Existe sous forme de pommade : ***Aesculus composé, Avenoc ®.***

AGARICUS MUSCARIUS

Origine
L'amanite tue-mouches.

Symptômes caractéristiques
• Incoordination motrice.
• Rougeur de la peau avec douleurs piquantes comme des aiguilles.

Utilisation chez l'enfant
• Tics du visage.
• Engelures.

AGITATION

Les enfants sont souvent agités et il ne faut pas immédiatement les qualifier pour autant d'hyperactifs. Il faut bien faire la différence avec l'enfant qui est agité partout, à l'école comme à la maison, qui est très difficile à raisonner. Dans ce cas, en effet, il s'agit peut-être d'un enfant hyperactif et une consultation spécialisée s'impose. D'autres enfants sont anxieux et l'agitation traduit cette anxiété (voir **Anxiété**). D'autres, enfin, font preuve d'un comportement agité dans des circonstances particulières – fatigue, stress.

Si le trac rend l'enfant agité, s'il se précipite dans tout ce qu'il entreprend, donner :
Argentum nitricum 15 CH, 5 granules chaque soir.

Si l'enfant fatigué nerveusement agite les jambes continuellement, donner :
Zincum metallicum 15 CH, 5 granules chaque soir.

Si l'enfant fatigué nerveusement tripote toujours quelques chose dans ses mains,

donner :
Kalium bromatum 15 CH, 5 granules chaque soir.

Voir aussi : **Comportement, Tics du visage.**

AILANTHUS

Origine
L'ailante glanduleux.

Symptôme caractéristique
• Inflammation rouge sombre de la muqueuse pharyngée.

Utilisation chez l'enfant
• L'angine des mononucléoses infectieuses.

ALBUMINURIE ⚠

Toute découverte d'albuminurie (présence d'albumine dans les urines) à la visite médicale de l'école doit conduire à une consultation médicale. Chez certains adolescents longilignes, il peut exister une albuminurie uniquement en position debout (albuminurie orthostatique), donner :
Calcarea phosphorica 15 CH, 1 dose par semaine.

ALFALFA

Origine
La luzerne

Utilisation chez l'enfant
• Convalescence, fatigue physique, manque d'appétit.

ALLERGIE

Le terrain allergique peut se manifester chez l'enfant très tôt par de l'eczéma et des infections O.R.L. ou respiratoires récidivantes, en particulier des bronchiolites. Plus tard, peuvent apparaître de l'asthme ou des rhinites allergiques. Depuis quelques années, ces manifestations allergiques sont de plus en plus fréquentes ; les raisons de cette augmentation des allergies sont sans doute multiples : pollutions, médicaments, alimentation, mode de vie. Le caractère héréditaire est évident ; un traitement de fond homéopathique est indispensable.

En pratique, en cas d'allergie
Il faut emmener l'enfant consulter un médecin homéopathe pour faire un traitement de terrain.

Ce qu'il est possible de faire en attendant de consulter
Donner :
Apis mellifica 15 CH et
Poumon histamine 15 CH, 5 granules de chaque, 2 fois par jour, et des médicaments homéopathiques spécifiques des symptômes.

Voir : **Conjonctivite, Eczéma, Rhume des foins.**

ALLERGIE ALIMENTAIRE ⚠

Tout comme les allergies respiratoires, les allergies alimentaires sont de plus en plus nombreuses et fréquentes. Lait, œufs, arachides, poissons sont les allergènes les plus courants, mais les bilans allergologiques peuvent en détecter un très grand nombre. Les bilans n'ont pas pour but de mettre en route une désensibilisation, mais de repérer les aliments dangereux, qui sont donc à exclure de l'alimentation de l'enfant. En dehors de l'eczéma ou de manifestations respiratoires, les conséquences de ces allergies peuvent aller de la simple réaction d'urticaire jusqu'au choc allergique aigu, en passant par l'œdème de Quincke. Petit à petit, il est probable que l'enfant puisse reprendre du lait, des œufs ou tout autre aliment sans risque majeur, mais cette réintroduction ne pourra se faire qu'au vu d'un bilan et dans un milieu hospitalier.

En attendant, il faut :

- être extrêmement vigilant dans l'alimentation de l'enfant, lire attentivement toutes les étiquettes à la recherche des substances interdites ;
- informer toutes les personnes ayant la garde de l'enfant ;
- avoir à la maison cortisone et adrénaline en kit en cas de choc, savoir s'en servir soi-même ;
- avoir 1 tube d'***Apis mellifica 15 CH,*** et en donner 5 granules toutes les 3 minutes en cas d'urticaire ou d'œdème.

Voir **Asthme, Bronchiolite, Eczéma, Urticaire.**

ALLIUM CEPA

Origine

L'oignon.

Symptômes caractéristiques

- Rhinite abondante, claire et irritante.
- Éternuement.
- Sensation d'abrutissement, avec amélioration au grand air.

Utilisation chez l'enfant

- Rhume et rhume des foins.

ALOE SOCOTRINA

Origine

L'aloès du Cap.

Symptômes caractéristiques

- Irritation des muqueuses intestinales avec diarrhée brûlante et urgente.
- Selles urgentes, insécurité sphinctérienne.
- Hémorroïdes brûlantes.

Utilisation chez l'enfant

- Poussées hémorroïdaires.
- Diarrhée aiguë avec insécurité sphinctérienne.

ALTITUDE

Beaucoup d'enfants souffrent en altitude, parfois dès 1 500 mètres, et les séjours en montagne peuvent se trouver gâchés par des maux de tête, des nausées et souvent de l'insomnie.

Donner systématiquement pendant les séjours :

Coca 9 CH, 5 granules 3 fois par jour, et ***Arsenicum album 15 CH,*** 5 granules chaque soir.

AMAIGRISSEMENT ⚠

Un enfant qui maigrit ou qui ne grossit plus doit être montré au médecin. Une consultation et un bilan rechercheront un désordre hormonal, une infection traînante ou un trouble important du comportement alimentaire.

Certains enfants, en l'absence de toute pathologie hormonale, maigrissent facilement à la suite d'une maladie infectieuse, de stress ou de fatigues répétées.

Dans ces cas, donner pendant 15 jours, avant de consulter :

Natrum muriaticum 9 CH, 5 granules chaque matin, et

China rubra 9 CH, 5 granules avant les repas.

AMPOULE

Pour les ampoules, brûlures au deuxième degré et cloques, donner :

Cantharis 9 CH, 5 granules 4 fois par jour, puis espacer selon l'amélioration.

ANACARDIUM

Origine

L'anacardium orientale ou fève de Malac.

Symptômes caractéristiques

• Fatigue nerveuse avec irritabilité.

• Tous les symptômes sont aggravés par le travail et améliorés en mangeant.

Utilisation chez l'enfant

Ce médicament peut être très utile dans un contexte de difficultés scolaires, si l'enfant est fatigué nerveusement, s'il manque de mémoire et de concentration, s'il est irritable, en particulier avec ses proches, et ne semble se calmer que lors du repas.

ANÉMIE ⚠

Toute anémie doit être explorée et traitée par le médecin, quels que soient sa cause et son traitement. Des médicaments homéopathiques peuvent être des compléments très utiles.

On peut ajouter pendant la durée du traitement, pour la fatigue :

China rubra 9 CH, 5 granules avant les repas.

Si l'anémie fait suite à un déficit en fer, prendre en plus du traitement spécifique :

Ferrum metallicum 9 CH, 5 granules chaque matin.

ANGINE

Voir **Mal de gorge.**

ANGOISSE

L'angoisse se manifeste avant tout par des signes physiques : sensation d'oppression dans la poitrine et de palpitations qui accompagnent un sentiment de peur intense. Chez l'enfant, les pleurs et les cris sont au premier plan ; ils témoignent de la violence de la sensation et de la peur.

Donner :

Aconitum napellus 30 CH, 5 granules à renouveler 10 minutes après, et

Sédatif PC ®, 5 granules à renouveler 10 minutes après, ou

L72 ®, 10 gouttes dans 1/2 verre d'eau.

Si les troubles persistent, consultez votre médecin.

ANITE

Inflammation de la région anale.

Ce qu'il est possible de faire en attendant de consulter votre médecin

Donner :

Hura brasiliensis 5 CH, 5 granules 4 fois par jour, et localement utiliser une pommade au ***Calendula.***

ALIMENTATION

Aujourd'hui, médecins et parents sont convaincus que l'alimentation de l'enfant est un élément prépondérant dans l'équilibre et la prévention de sa santé actuelle et future, celle de l'adulte qu'il va devenir. Bien nourrir son enfant, c'est d'abord veiller sur sa santé immédiate et lui enseigner des habitudes alimentaires indispensables à la prévention de la plupart des maladies.

Les maladies cardio-vasculaires (première cause de décès en France), les cancers (+ de 25 % des causes de décès), l'obésité (16 % des enfants de 7 à 9 ans), l'ostéoporose (40 % des femmes de 75 ans), ainsi que les infections O.R.L. à répétition et les allergies sont influencés par l'alimentation. Faute de pouvoir intervenir, dans les connaissances actuelles, sur la composante génétique de ces maladies, agir sur les facteurs nutritionnels et alimentaires est devenu une priorité de santé publique. C'est l'objet du Programme National de Nutrition Santé (PNNS) élaboré par l'AFSSA (Agence française de sécurité sanitaire des aliments). La plupart des objectifs de ce programme concernent directement l'enfant.

1- Augmenter la consommation de fruits et légumes (5 à 10 fruits et légumes par jour), pour les raisons suivantes :

- Les fruits et légumes apportent la plupart des agents antioxydants, vitamines C, E et Caroténoides, et sont ainsi préventifs de nombreuses pathologies graves.
- Riches en fibres, ils sont indispensables à un bon fonctionnement de l'intestin. On sait aujourd'hui que l'équilibre écologique de l'intestin est indispensable à un bon niveau de défense immunitaire. De même, on connaît l'importance des « probiotiques », qui améliorent l'équilibre microbien intestinal et jouent un rôle dans la prévention des manifestations allergiques et dans l'augmentation des défenses immunitaires.
- Moins caloriques, ils combattent l'obésité, qui est le plus grave problème de santé publique concernant les enfants aujourd'hui.

2- Réduire la consommation totale de lipides ; les acides gras saturés sont les principaux responsables des maladies cardio-vasculaires. Il faut donc :

- éviter les graisses animales ;
- préférer les graisses d'origine végétale ;
- éviter les fritures, chips, charcuteries, pâtisseries.

3- Augmenter la consommation de sucres lents : les aliments riches en amidon – pain, pâtes, riz, maïs, mais aussi féculents (riches en magnésium, et vitamine B) – doivent être préférés aux aliments sucrés comme les viennoiseries, les confitures, les confiseries et les boissons sucrées.

4- Réduire la prévalence de l'obésité chez l'enfant des façons suivantes :

- Hygiène alimentaire, tous les aspects décrits plus hauts participent à cet effort.
- Régulation de l'appétit : l'éducation alimentaire des enfants, au-delà du choix des aliments, doit aussi être un

apprentissage du comportement alimentaire. Les règles classiques familiales, comme le repas équilibré pris en famille calmement, à heure régulière, l'absence de grignotage dans la journée, l'eau préférée aux boissons sucrées, les fruits et légumes cuisinés préférés aux plats tout faits trop gras ou trop salés tels que pizzas ou croque-monsieur, devraient toujours être respectées.

• Enfin augmenter l'activité physique. Trop d'enfants ont aujourd'hui, en ville, une vie trop sédentaire alternant les activités intellectuelles avec la télévision ou les consoles vidéo. La marche à pied, le vélo, l'utilisation des escaliers sans le recours systématique aux ascenseurs doivent être des habitudes bien ancrées chez l'enfant, si on veut qu'elles soient durables chez l'adulte.

L'alimentation et la santé ont des liens indissociables et la place de votre médecin est prépondérante dans l'éducation alimentaire de vos enfants. L'homéopathie, si elle ne peut agir sur la composante génétique des maladies, peut en revanche largement intervenir dans la modification ou l'apprentissage des comportements de l'enfant. Les troubles de l'appétit de votre enfant, ses préférences et ses dégoûts alimentaires, son goût pour les activités sportives font partie de l'interrogatoire du médecin homéopathe et de la recherche de son traitement de fond.

ANOREXIE ⚠

Il ne faut pas confondre les troubles de l'appétit fréquents des enfants (voir **Appétit**) avec la véritable anorexie du jeune enfant ou de l'adolescent. Toute perte totale et durable de l'appétit doit entraîner une consultation médicale pour un bilan et une prise en charge.

Ce qu'il est possible de faire en attendant de consulter votre médecin

Les anorexies du nourrisson sont souvent dues à des troubles digestifs, hépatiques, plutôt qu'à des problèmes affectifs. Donner avant les repas pendant 1 semaine :
Lycopodium 5 CH, 5 granules.

Les anorexies de l'adolescent, qui alternent souvent avec des phases de boulimie et de vomissement, témoignent de problèmes psychologiques profonds qui nécessitent une prise en charge spécialisée. Le suivi psychologique et médical pourra être accompagné par des médicaments homéopathiques prescrits par le médecin. À titre d'exemple :
Antimonium crudum ou
Nux vomica, en cas d'alternance de phases de boulimie et de vomissements ;
Natrum muriaticum, en cas d'anorexie avec repli et isolement ;
Sepia officinalis, en cas d'anorexie avec dépression et tristesse ;
Pulsatilla, en cas d'anorexie variable, alternante, au rythme des déceptions affectives, avec besoin des autres.

ANTIMONIUM CRUDUM

Origine

Le trisulfure d'antimoine.

Symptômes caractéristiques

• Langue très chargée, éructation.

• Épaississement de la peau, qui peut se fissurer.

Utilisation chez l'enfant

• Indigestion après excès de table.
• Verrues épaisses en choux fleur.
• Impétigo.

ANTIMONIUM TARTARICUM

Origine

L'antimoniotartrate acide de potassium.

Symptômes caractéristiques

• Encombrement bronchique avec respiration difficile.
• Éruption pustuleuse avec des cicatrices violacées.

Utilisation chez l'enfant

• Bronchite aiguë.
• Cicatrices violacées à la suite d'acné.

AOÛTAT

En cas de piqûre par cet insecte avec démangeaisons, donner systématiquement :

Ledum palustre 5 CH et
Apis mellifica 15 CH, 5 granules de chaque 3 fois par jour.

Ces médicaments peuvent être pris de manière préventive 5 granules de chaque par jour.

APHONIE

Voir **Enrouement.**

APHTE

Ce qu'il faut observer

• L'aphte est-il unique ou multiple ?
• À quel endroit se situe-t-il : gencives, langue, palais, gorge ?
• Quel est son aspect : ulcérations blanchâtres, saignantes, vésicules ?
• Existe-t-il une modification de l'état général ?

Ce qu'il est possible de faire en attendant de consulter

Donner :
Mercurius corrosivus 9 CH, 5 granules 3 fois par jour, en alternance avec 5 granules toutes les 2 heures d'un des médicaments suivants :
Borax 9 CH, en cas d'ulcération unique sur la gencive, très brûlante ;
Kalium bichromicum 9 CH, en cas d'ulcération creusée avec des sécrétions jaunâtres au fond ;
Arsenicum album 9 CH, en cas de lésions brûlantes calmées au contact du chaud ;
Nitricum acidum 9 CH ou
Homéoaftyl®, 1 comprimé toutes les 2 heures, en cas d'ulcérations semblables à des coupures, très piquantes et saignantes.
Espacer selon l'amélioration.

APIS MELLIFICA

Origine

L'abeille entière.

Symptômes caractéristiques

• Œdème de la peau ou des muqueuses.
• Douleurs piquantes améliorées au contact du froid ou de la glace.
• Fièvre aiguë sans soif.

Utilisation chez l'enfant

• Piqûre d'insecte.
• Brûlure du premier degré, allergie cutanée.
• Conjonctivite.
• Œdème aigu traumatique d'une articulation, entorse.

APPÉTIT ⚠

L'appétit des enfants peut être instable et varier au cours de l'année, au gré des activités ou des petites maladies de l'hiver. Il ne faut pas, au moindre écart dans un sens ou dans l'autre, médicaliser ces comportements. Quand les troubles semblent durer, un traitement pourra être entrepris et une consultation peut parfois s'avérer nécessaire.

Appétit toujours instable :
Pulsatilla 15 CH, 1 dose 1 fois par semaine.

Grignotage par nervosité :
Ignatia amara 15 CH, 5 granules chaque matin.

S'il mange pour calmer sa mauvaise humeur :
Anacardium 15 CH, 5 granules chaque matin.

Gloutonnerie à table et entre les repas :
Antimonium crudum 15 CH, 5 granules chaque matin.

Pour stimuler l'appétit :
Avena sativa 6 X et
Alfalfa 6 X, 5 granules de chaque, 1/2 heure avant les repas pendant 1 semaine.

Appétit vite comblé (très efficace chez les bébés qui réclament leur biberon et sont tout de suite rassasiés) :
Lycopodium 5 CH, 5 granules 1/2 heure avant les repas pendant 1 semaine.

Manque d'appétit : voir aussi **Anorexie.**

ARALIA RACEMOSA

Origine

L'aralia à grappes ou salsepareille de Virginie.

Utilisation chez l'enfant

• Asthme au début de la nuit.

ARGENTUM NITRICUM

Origine

Le nitrate d'argent.

Symptômes caractéristiques

• Sensation d'échardes.
• Brûlures gastriques.
• Éructations acides.
• Agitation anxieuse.

Utilisation chez l'enfant

• Ballonnements avec éructations.
• Diarrhées émotives.
• Laryngites avec douleur d'échardes.
• Trac avec agitation.

C'est avant tout le trac, l'appréhension, qui provoque l'apparition des symptômes chez un enfant qui habituellement ne tient pas en place, ne prend pas le temps d'écouter avant d'agir, ce qui lui joue des tours à l'école.

ARNICA MONTANA

Origine
L'arnica des montagnes.

Symptômes caractéristiques
• Sensation de contusions, de courbatures.
• Ecchymoses, hématomes.
• Fièvre avec face rouge congestionnée et troubles digestifs.

Utilisation chez l'enfant
• Les traumatismes, les chocs, les bosses.
• Les hématomes, les bleus.
• Certains états grippaux à leur début, insomnie après une journée de sport ou de grand air.

ARSENICUM ALBUM

Origine
L'anhydride arsénieux.

Symptômes caractéristiques
• Sensation de brûlures.
• Faiblesse.
• Frilosité.
• Anxiété.
• Amélioration au contact du chaud.
• Aggravation la nuit entre 1 h et 3 h.

Utilisation chez l'enfant
• Asthme, rhume des foins.
• Gastro-entérites, intoxication alimentaire.
• Otite aiguë.
• Névralgie aiguë.
• Rhinite brûlante.
• Anxiété, insomnie.

On l'utilise en général avec un enfant sensible, émotif, précis dans son langage et dans ses gestes, parfois même déjà un peu maniaque. Malade, il est vite fatigué, frileux, exagérément inquiet pour sa santé. Le caractère nocturne et l'intensité des douleurs, dans le cas d'asthme ou d'otite par exemple, ne font qu'aggraver l'anxiété.

ARSENICUM IODATUM

Origine
Le triiodure d'arsenic.

Symptômes caractéristiques
• Rhinite brûlante avec sensation d'obstruction nasale.
• Desquamation très fine de la peau avec démangeaison.

Utilisation chez l'enfant
• Rhinite allergique.
• Asthme.
• Toux spasmodique allergique.
• Eczéma, mycose.

ARUM TRIPHYLLUM

Origine
Le navet indien.

Symptômes caractéristiques
• Muqueuses de la gorge rouge vif.
• Douleurs très intenses.
• Voix rauque ou cassée.

Utilisation chez l'enfant
• Laryngite, avec enrouement.

ASA FŒTIDA

Origine
L'ase fétide.

Symptôme caractéristique
• Spasme de l'œsophage.

Utilisation chez l'enfant

- Très efficace lors des éructations avec rejet de lait chez le bébé, peu de temps après la tétée.

ASTHÉNIE ⚠

L'asthénie, c'est-à-dire la fatigue, doit toujours être prise en compte chez l'enfant. Elle amène bien souvent à constater qu'il a un emploi du temps beaucoup trop chargé. Les journées d'école avec la cantine, et parfois l'étude le soir, sont beaucoup trop longues pour un enfant, nerveusement et physiquement. Si on ajoute les loisirs organisés – sport, musique, danse - et les multiples rendez-vous d'orthophoniste, de dentiste, d'orthoptiste, on constate que les 35 heures sont largement dépassées. Ne rien faire, rêver, jouer est aussi indispensable au développement de l'enfant.

Si un état de fatigue se prolonge, il faut rechercher une cause avec le médecin. En attendant de consulter, donner :
***China rubra* 9 CH,** 5 granules 2 fois par jour pendant 10 jours en cas de fatigue physique ;
***Kalium phosphoricum* 9 CH,** 5 granules 2 fois par jour pendant 10 jours en cas de fatigue nerveuse.

Ajouter dans les cas particuliers suivants :
***Arnica montana* 9 CH,** 5 granules 2 fois par jour, en cas de fatigue après un effort physique ;
***Cocculus indicus* 9 CH,** 5 granules avant les repas, en cas de fatigue dû à un décalage horaire ou à une veille prolongée ;
***Manganum* 9 CH,** 5 granules avant les repas, en cas de fatigue après une bronchite ou une grippe.

Voir aussi **Croissance.**

ASTHME ⚠

L'asthme est une difficulté expiratoire, c'est-à-dire que l'enfant n'arrive pas à vider ses poumons et donc à renouveler l'air qu'ils contiennent. La cause en est un spasme des bronches aggravé par l'abondance des sécrétions. La gêne respiratoire, la toux, une sensation d'étouffement sont les symptômes de la crise. Les causes de l'asthme sont multiples et intriquées. L'hérédité asthmatique ou allergique conduit le médecin à effectuer des tests pour rechercher un allergène comme, par exemple, le pollen ou la poussière. L'importance de l'émotivité dans le déclenchement et l'évolution des crises doit faire analyser précisément le tempérament de chaque asthmatique et le contexte de la survenue des crises. Tout enfant asthmatique devra être vu régulièrement par le médecin et son traitement réévalué à chaque fois. L'efficacité de celui-ci est liée à la complémentarité entre le traitement des symptômes et celui du terrain. Le traitement des symptômes, dans les cas sévères allopathiques, sera le suivant : cortisone et broncho-dilatateurs inhalés et complétés par des médicaments homéopathiques. Quant au traitement du terrain, la plus grande part sera homéopathique. Les cures thermales seront un très bon complément du traitement.

Ce que peuvent faire les parents

- Faire suivre régulièrement l'enfant par le médecin.
- Toute crise d'asthme doit conduire rapi-

dement à une consultation.

• Faire la chasse aux allergènes (voir **Allergie**).
• Soigner rapidement les épisodes de rhinopharyngite.
• Veiller à ce que le traitement de fond soit suivi consciencieusement.
• Préparer chaque consultation.

Ce qu'il faut observer

• Qu'est-ce qui domine dans la crise de l'enfant : la toux, le spasme et l'étouffement, les sécrétions et l'encombrement ?
• À quel horaire survient la crise ?
• Dans quelles circonstances se produisent les crises : un allergène connu – pollen, poussière –, le sport, un excès alimentaire ou certains aliments ? Un stress, une émotion forte, peur, chagrin, vexation, jalousie...?
• Ses réactions pendant la crise : agitation ou abattement, anxiété ou irritabilité ?

La conduite pratique en attendant de consulter

Donner systématiquement matin et soir 5 granules de
Poumon histamine 15 CH et 5 granules en alternance toutes les heures des médicaments suivants :
Ipeca 9 CH et
Blatta orientalis 9 CH si les sécrétions dominent ;
Cuprum metallicum 9 CH et
Arsenicum album 9 CH si le spasme domine ;

Drosera 9 CH et
Ipeca 9 CH si une toux quinteuse domine.

Et en complément, des préparations à base de plantes :

Pinus montana bourgeons 1 DH, 20 à 50 gouttes en fonction de l'âge, 3 fois par jour.

AURUM METALLICUM

Origine

L'or.

Utilisation chez l'enfant

• Tempérament coléreux, autoritaire de l'enfant.
• Dépression de l'adolescent.
• Sinusite chronique.
• Suppuration de l'oreille.

Ce médicament semble convenir plus particulièrement à des enfants actifs et autoritaires qui aiment commander et aussi se surpasser. Leur humeur peut varier très vite. Chez l'adolescent, un fort sentiment d'échec peut entraîner un profond découragement et un dégoût de la vie, camouflé par une gaieté feinte. Par ailleurs, ***Aurum metallicum***, quel que soit le caractère de l'enfant, se montre très actif sur les suppurations chroniques O.R.L.

AUTOMÉDICATION

Voir **L'homéopathie en bref** page 15.

AVENA SATIVA

Origine

L'avoine fourragère.

Utilisation chez l'enfant

• Fatigue, perte d'appétit à la suite de maladies infectieuses.
• Insomnie lors de période de surmenage.

AVIAIRE

Voir ***Tuberculinum aviaire.***

BADIAGA

Origine

L'éponge d'eau douce.

Symptômes caractéristiques

• La toux spasmodique en quinte avec sensation d'étranglement et rejet de sécrétions visqueuses à chaque accès.
⁎ Amélioration dans une pièce chaude.

Utilisation chez l'enfant

• Trachéite.
• Coqueluche.
• Asthme.

BALANCEMENT

Pour s'endormir, certains enfants dans leur lit se balancent ou roulent leur tête, reproduisant ainsi un mouvement de bercement. Pour les aider à trouver le sommeil, on peut aussi leur donner chaque soir pendant 10 jours :
Belladonna 15 CH, 5 granules.

Balancement des jambes : le besoin continuel de bouger, de balancer les jambes est fréquent et témoigne d'une tension émotive ou d'une fatigue nerveuse. Donner pendant 10 jours matin et soir :
Zincum metallicum 9 CH, 5 granules.

BALLONNEMENTS ⚠

La colite ou les excès alimentaires se traduisent par une gêne abdominale (voir **Dyspepsie**), des ballonnements et des gaz. Ceux-ci sont en général transitoires et ne nécessitent pas de consultation ou de bilan particulier.

Ce qu'il faut observer

• Quelles régions de l'abdomen sont touchées par le ballonnement ?
• À quel moment de la journée ?
• À la suite de quoi ?

Ce qu'il est possible de faire

Si le ballonnement touche surtout l'estomac :
Nux vomica 5 CH, 5 granules, après des repas ou des goûters trop copieux ;
Argentum nitricum 9 CH, 5 granules, s'il est accompagné d'acidité avec éructations bruyantes.

Si le ballonnement touche surtout le bas-abdomen, que celui-ci est gonflé à la ceinture dès la fin du repas, que l'enfant est vite rassasié, donner :
Lycopodium 5 CH, 5 granules.

Si le ballonnement touche tout l'abdomen :
Carbo vegetabilis 5 CH, 5 granules, si tout se transforme en gaz dès le matin et que le ventre est très gonflé :
China rubra 5 CH, 5 granules, si tout l'abdomen est sensible, avec souvent des diarrhées.
Si un ballonnement est douloureux, durable et que l'enfant n'a ni gaz ni selle, il faut consulter rapidement.

BAPTISIA TINCTORIA

Origine

L'indigo sauvage.

Symptômes caractéristiques

• Céphalées avec visage rouge et congestionné, yeux douloureux.
• Prostration, courbatures.
• Douleur abdominale avec diarrhée.

Utilisation chez l'enfant

• Gastro-entérite aiguë.
• Grippe intestinale.

BARYTA CARBONICA

Origine

Le carbonate de baryum.

Symptômes caractéristiques

• Hypertrophie ganglionnaire et des amygdales.
• Retard psychomoteur.

Utilisation chez l'enfant

• Hypertrophie des amygdales avec angines fréquentes.
• Retard de développement.

BARYTA IODATA

Origine

Le iodure de baryum.

Symptômes caractéristiques

Très proches de ***Baryta carbonica.***

Utilisation chez l'enfant

• Ganglions indurés permanents avec angines fréquentes.

BAVARD

Voir **Comportement.**

B.C.G.

Voir **Vaccination.**

BÉCÉGITE ⚠

Il est normal d'observer un suintement au niveau des points d'injection du B.C.G. Si cet écoulement traîne ou qu'il se transforme en suppuration avec des ganglions douloureux, on appelle communément cette réaction une « bécégite ». Cette réaction locale est le témoin d'une réaction générale plus profonde sur le terrain de l'enfant. Pour traiter la réaction locale et traiter le terrain, il faut donner à l'enfant :

Silicea 15 CH, 5 granules chaque soir pendant 1 mois, et

Thuya occidentalis 15 CH, 1 dose par semaine pendant 1 mois.

BÉGAIEMENT

Ce trouble de l'élocution est fréquent au début de l'apprentissage du langage, vers 3 ans, et disparaît en général rapidement avec la maîtrise de celui-ci. En revanche, chez l'enfant plus âgé, cela nécessite une prise en charge globale avec une rééducation orthophonique et, chez cet enfant le plus souvent anxieux ou émotif, un traitement de fond homéopathique de son émotivité.

Ce qu'il est possible de faire en attendant de consulter

Rassurer l'enfant et donner chaque soir pendant 1 mois :

Gelsemium sempervirens 15 CH, 5 granules, si l'enfant est peureux, inhibé ;

Argentum nitricum 15 CH, 5 granules, si l'enfant est au contraire excité, précipité.

BELLADONNA

Origine
La belladone.

Symptômes caractéristiques
• Fièvre oscillante avec sueurs, et alternance d'abattement et de délire.
• Muqueuses ou peau sèches et brûlantes.
• Congestion de la tête avec sueurs.
• Aggravation par la lumière vive, par le toucher.
• Amélioration par la fraîcheur, le repos.

Utilisation chez l'enfant
• Rhinopharyngite, angines, otites.
• Inflammations aiguës et fièvre.
• Insolation, coup de soleil.
• Brûlures du premier degré.

BERBERIS VULGARIS

Origine
L'épine vinette.

Symptômes caractéristiques
• Insuffisance de l'élimination urinaire.
• Lésions dermatologiques circulaires qui se guérissent par l'intérieur, laissant une couronne rouge.

Utilisation chez l'enfant
• Eczéma.

BERCEMENT

L'irritabilité ou les douleurs de l'enfant sont souvent améliorées quand il est bercé, promené en voiture ou pris dans les bras. On peut alors donner 2 fois par jour: ***Chamomilla 15 CH,*** 5 granules, pour éviter quelques kilomètres de poussette ou de promenade dans l'appartement, en particulier au moment des poussées dentaires ou lors d'otites aiguës.

BLATTA ORIENTALIS

Origine
La blatte d'Orient.

Symptôme caractéristique
• Allergies respiratoires avec encombrement bronchique.

Utilisation chez l'enfant
• Asthme.
• Bronchite, bronchiolite.

BLÉPHARITE ⚠

Inflammation des paupières. Cette affection est en général virale ou simplement due à une irritation et au frottement par l'enfant. Si les troubles persistent plus de 24 heures, il faut consulter.

Ce qu'il est possible de faire en attendant de consulter
Mettre dans les 2 yeux 3 fois par jour 2 gouttes du collyre :
Homeoptic ®.

Donner toutes les heures :
Euphrasia 5 CH et
Mercurius corrosivus 5 CH, 5 granules de chaque en alternance.

La récidive ou le passage à la chronicité nécessite un traitement de fond, en général :
Staphysagria 15 CH, 1 dose par semaine pendant 2 mois.

BLESSURE

Sur toutes les petites blessures, coupures, gerçures, utiliser :
Homéoplasmine ® ou une pommade au ***Calendula.***

BLEU

En cas de bleus ou d'ecchymoses à la suite d'un choc, d'abord appliquer de la glace ou une compresse très fraîche et donner :
Arnica montana 9 CH, 5 granules à renouveler 3 fois dans la journée, pour écourter de plusieurs jours la marque colorée.

En cas de bleus apparaissant facilement, spontanément, sans se cogner ou s'accompagnant de saignements de nez, il faut consulter votre médecin pour un bilan.

BOITERIE ⚠

La boiterie d'un enfant n'est pas forcément un caprice, a fortiori s'il n'y a pas eu de chute ou de choc. Si elle persiste plus d'une journée, il faut consulter pour un bilan. Bien sûr, s'il y a eu un choc important, il ne faut pas attendre ce délai.

Voir aussi **Rhume de hanche.**

BORAX

Origine
Le borate de sodium.

Symptôme caractéristique
• Ulcération brûlante des muqueuses.

Utilisation chez l'enfant
• Aphtes, surtout chez le nourrisson.

Le tuyau
Ce médicament semble aussi très utile dans les vertiges en avion ou dans les mouvements de bascule vers l'avant. Donner :
Borax 30 CH, 5 granules avant le départ à renouveler pendant le voyage.

BOUCHON DE CÉRUMEN

Le cérumen s'évacue spontanément, il est donc inutile et **dangereux d'utiliser un Coton-Tige** ®. Un simple coton roulé permet de nettoyer la partie externe du pavillon. Certains enfants semblent produire trop de cérumen. Parfois c'est simplement sa couleur jaunâtre qui donne cette impression, parfois aussi il y a une réelle hypersécrétion qui risque de former des bouchons. Vous pouvez alors donner chaque matin pendant 10 jours :
Lycopodium 9 CH, 5 granules.

BOUDEUR

Voir **Comportement.**

BOULIMIE

Voir **Appétit.**

BOUTON

Voir **Acné juvénile.**

BOUTON DE FIÈVRE

Voir **Herpès.**

BROMUM

Origine
Le brome.

Symptômes caractéristiques
• Toux spasmodique sèche avec difficulté respiratoire.
• Gonflement et induration indolore des ganglions et des glandes.

Utilisation chez l'enfant
• Toux spasmodique.
• Asthme amélioré au bord de la mer.

BRONCHIOLITE ⚠

On appelle bronchiolite une atteinte aiguë des bronches, d'origine virale (le plus souvent due au V.R.S., virus respiratoire syncytial), chez le jeune enfant, se traduisant par un encombrement important et entraînant une toux incessante et une gêne respiratoire. On appelait autrefois cette affection : « bronchite asthmatiforme ». On considère que la répétition des bronchiolites (plus de deux avant l'âge de 2 ans) signe un terrain asthmatique. Le seul traitement reconnu aujourd'hui comme efficace est la kinésithérapie respiratoire. Chez le très jeune enfant, une hospitalisation peut être nécessaire. Une consultation s'impose pour chaque crise, elle sera aussi l'occasion pour le médecin homéopathe d'instituer un traitement de fond.

Ce qu'il est possible de faire en attendant de consulter
Garder l'enfant au calme, ne pas le sortir si le temps est humide et l'atmosphère polluée.

Dès les premiers symptômes, donner :
Aviaire 15 CH, une dose unique, ainsi que
Blatta orientalis 5 CH et
Ipeca 9 CH, 5 granules en alternance toutes les heures pendant 12 heures.

BRONCHITE ⚠

Il s'agit le plus souvent d'une affection virale qui complique un épisode grippal ou une rhinopharyngite. Dans tous les cas, il faut consulter pour confirmer le diagnostic.

Ce qu'il est possible de faire en attendant de consulter
Donner matin et soir :
Ferrum phosphoricum 9 CH, 5 granules, ainsi que
Antimonium tartaricum 9 CH et
Ipeca 9 CH, 5 granules de chaque en alternance toutes les heures, quand les expectorations sont très épaisses.

BRONZAGE

Il faut être très prudent avec le soleil et les enfants ne doivent pas être exposés au soleil sans chapeau ni tee-shirt. L'écran total est obligatoire.

BRÛLURE ⚠

Il faut le plus rapidement possible mettre la partie brûlée sous l'eau froide pendant un minimum de 10 minutes et donner :
Apis mellifica 15 CH, 5 granules toutes les 10 minutes pendant 1 heure (6 fois).
Après l'eau froide, étendre sur la brûlure une pommade au ***Calendula.***

Si la brûlure est du deuxième degré, avec formation de cloques, donner :
Belladonna 9 CH et
Cantharis 9 CH, 5 granules en alternance toutes les heures pendant 3 jours, en espaçant selon l'amélioration.

Toutes les brûlures, même superficielles, étendues, des mains, du visage, des plis, de l'anus ou qui cicatrisent mal au bout de 3 ou 4 jours doivent être montrées à votre médecin.

BRYONIA ALBA

Origine

La bryone blanche, de la famille des cucurbitacées.

Symptômes caractéristiques

- Fièvre d'installation progressive et se maintenant aux alentours de 38°5 C.
- Sécheresse des muqueuses avec soif intense.
- Douleurs aiguës, piquantes, améliorées par l'immobilité et la pression.

Utilisation chez l'enfant

- Trachéites, bronchites, la toux étant douloureuse et obligeant à immobiliser la gorge ou le thorax avec la main.
- Entorses.
- Grippes, états grippaux s'installant progressivement.

CALCAREA CARBONICA

Origine

Le nom complet est ***Calcarea carbonica ostrearum,*** c'est-à-dire le calcaire d'huître, car ce médicament est fabriqué à partir de la couche moyenne de la coquille d'huître.

Symptômes caractéristiques

- Sensation de froid.
- Faiblesse.
- Sueurs localisées.
- Désir d'aliments indigestes.
- Aggravation par le froid humide.
- Aggravation à la pleine lune.

Utilisation chez l'enfant

- Erythème fessier.
- Croûtes de lait.
- Eczéma.
- Spasmes du sanglot.
- Rhinopharyngites à répétition.
- Terreur nocturne.
- Asthme.
- Spasmophilie.

Ce médicament convient particulièrement à des enfants qui présentent un type particulier marqué à la fois par une morphologie caractéristique et un comportement bien repérable : l'aspect robuste et pourtant lent, craintif et sujet aux spasmes peut définir l'enfant sensible à ***Calcarea carbonica.***

Bébé : c'est un bon gros bébé, bien rond, bien potelé, sa tête est bien ronde, son ventre souvent un peu mou. Il est facilement couvert de sueurs, surtout au niveau de la tête. Craintif, il sursaute au moindre bruit et peut même faire des spasmes du sanglot. Eczéma, croûtes de lait, érythème fessier sont très fréquents. Les acquisitions sont lentes, mais organisées et efficaces. Ainsi, il tardera à se lancer mais marchera avec assurance vers 15 ou 16 mois.

Enfant : sa croissance est lente et régulière, sa lenteur et son caractère un peu peureux n'en font pas un casse-cou. Sujet aux terreurs nocturnes, il aime bien avoir une veilleuse pour s'endormir.

CALCAREA FLUORICA

Origine
Le fluorure de calcium.

Symptômes caractéristiques
• Troubles de la minéralisation osseuse, exostose.
• Extrême laxité ou/et relâchement des ligaments.
• Peau épaisse, fissurée.

Utilisation chez l'enfant
• Tendance aux entorses avec ligaments trop lâches.
• Scoliose.
• Trouble de croissance.

Ce médicament agit sur la constitution. Son action est lente : il doit donc être pris pendant des périodes de plusieurs mois.

CALCAREA PHOSPHORICA

Origine
Le phosphate neutre de calcium.

Symptômes caractéristiques
• Douleurs osseuses et articulaires.
• Fatigue nerveuse à la suite d'efforts intellectuels.

Utilisation chez l'enfant
• Troubles de croissance chez des enfants longilignes.
• Douleurs dorsales de l'adolescent longiligne.
• Consolidation des fractures.
• Fatigue scolaire avec mal de tête battant le soir.

Son action est particulièrement nette chez des individus ayant une constitution dite « phosphorique », c'est-à-dire longiligne.

CALCUL

voir **Lithiase.**

CALENDULA OFFICINALIS

Origine
Le souci des jardins.

Ses propriétés naturelles anti-inflammatoires, antiseptiques et calmantes en font le composant idéal de beaucoup de préparations en dermatologie.

Utilisation chez l'enfant
• Brûlures, coupures, gerçures, inflammations et infections cutanées, pour lesquelles on utilisera des pommades, crèmes ou laits au ***Calendula.***

CANDIDA ALBICANS

Origine
Le candida albicans (levure).

Utilisation chez l'enfant
• Candidose chronique de l'enfant, digestive ou cutanée.

CANTHARIS

Origine
La cantharide ou mouche espagnole.

Symptômes caractéristiques
• Inflammation aiguë des muqueuses urogénitales.
• Formation de bulles, de cloques sur la peau.

• Ulcération des muqueuses.

Utilisation chez l'enfant

• Cystite brûlante.
• Brûlure du deuxième degré avec cloques.
• Herpès, boutons de fièvre.
• Aphtes.

CAPRICES

Voir **Comportement.**

CAPSICUM ANNUUM

Origine

Le piment des jardins.

Symptômes caractéristiques

• Inflammation aiguë du tympan.
• Sensation de brûlure violente.

Utilisation chez l'enfant

• Otites congestives débutantes.
• Pharyngite aiguë.

CARBO VEGETABILIS

Origine

Le charbon végétal officinal.

Symptômes caractéristiques

• Flatulences.
• Spasmes des extrémités des capillaires.
• Sensation de froid intense.

Utilisation chez l'enfant

• Ballonnement de tout l'abdomen avec gaz.
• Engelures.

CARIE

Tous les enfants doivent voir le dentiste chaque année pour faire la chasse aux caries. Consultez également un dentiste à chaque fois que l'enfant se plaint de douleurs ou si vous constatez une tache sur une dent. Une carie, même d'une dent de lait, doit être soignée, car elle est un foyer d'infection qui peut se propager à la bouche et à toute la sphère O.R.L.
Il vaut mieux prévenir que guérir, la prise de fluor en très petite quantité dès la naissance et un brossage des dents matin et soir sont indispensables. La pratique montre que certains enfants semblent plus sujets que d'autres aux caries malgré les mesures préventives. Un traitement de fond homéopathique devra alors être suivi régulièrement pendant toute la première enfance. La prise de sels minéraux homéopathiques pourra être associée aux différents traitements, notamment :
Jénovérine ®, 1 cuillerée matin et soir.

Si les caries sont douloureuses, donner :
Staphysagria 15 CH et
Hypericum 15 CH, 5 granules de chaque en alternance 2 fois par jour.

CAUCHEMAR

Des cauchemars effrayants peuvent perturber le sommeil de l'enfant. À la différence des terreurs nocturnes, il s'en souvient et cela perturbe son endormissement pendant plusieurs jours, d'autant qu'ils peuvent se reproduire régulièrement.

Donner systématiquement 3 soirs de suite :
Stramonium 15 CH, 1 dose.

Parfois, les cauchemars peuvent avoir un thème récurrent, il faut alors ajouter pendant 3 jours chaque matin 1 dose de :
Arsenicum album 15 CH, si cauchemars d'accident, de deuil ;
Lachesis muta 15 CH, si cauchemars de meurtre ;
Belladonna 15 CH, si cauchemars de chute ;
Hepar sulfur 15 CH, si cauchemars de feu ;
Natrum muriaticum 15 CH, si cauchemars de voleurs.

CAUSTICUM

Origine

C'est une substance chimique complexe mise au point par Hahnemann, à base de chaux et de bisulfate de potasse.

Symptômes caractéristiques

- Paralysie.
- Contracture musculaire.
- Verrues, cicatrices douloureuses.

Utilisation chez l'enfant

- Laryngite, extinction de voix.
- Troubles sphinctériens.
- Verrues sous les ongles.

CENTESIMALE HAHNEMANIENNE (CH)

Voir **L'homéopathie en bref** page 14.

CÉPHALÉES

Voir **Mal de tête.**

CÉRUMEN

Voir **Bouchon de cérumen.**

CHALAZION

À la différence de l'orgelet, qui se forme sur un cil, le chalazion est une inflammation du bord libre de la paupière qui s'infecte pour former un petit abcès. Le traitement est identique dès les premiers symptômes.

En attendant de consulter, donner :
Hepar sulfur 15 CH, 1 dose toutes les 12 heures, 3 fois, et
Staphysagria 15 CH, 1 dose toutes les 12 heures, 3 fois.

Collyres ou pommades ophtalmiques prescrits par le médecin seront également indispensables.
Les chalazions surviennent particulièrement dans un contexte de fatigue ou de stress. La récidive des chalazions nécessite un traitement de fond.

CHAMOMILLA

Origine

La camomille.

Avec ***Arnica montana*** et ***Oscillococcinum ®,*** c'est le médicament homéopathique le plus connu des parents.

Symptômes caractéristiques

- Hypersensibilité à la douleur avec agitation et colère,
- Amélioration par le mouvement passif, en étant bercé ou promené en voiture.

Utilisation chez l'enfant

- Poussées dentaires du nourrisson avec colère.
- Colique, diarrhée, fièvre lors des poussées dentaires.
- Caractère irritable agité, colère des enfants.

CHEVEUX

La chute des cheveux chez l'enfant est en général localisée et peut être due à différentes causes infectieuses ou nerveuses. Dans tous les cas, une consultation confirmera le diagnostic et instituera un traitement adapté. Un traitement homéopathique pourra compléter efficacement le traitement local ou général.

La pelade, qui laisse de petites zones nues et lisses et qui est due à un champignon, doit être traitée par des médicaments antifongiques locaux.
Ajouter:
Candida albicans 15 CH, 5 granules chaque matin pendant 10 jours.

L'impétigo, dû à un staphylocoque, est à l'origine de croûtes suintantes jaunâtres. Désinfection locale et antibiotique sont prescrits si l'infection est trop sévère.
Ajouter matin et soir:
Graphites 15 CH et
Mezereum 9 CH, 5 granules de chaque.

La cause peut être nerveuse: soit il s'agit d'un tic – l'enfant sans s'en rendre compte tire compulsivement ses cheveux –, soit, à la suite d'un choc émotif brutal, il peut perdre toute une zone de sa chevelure. Dans ces deux cas, un traitement de fond homéopathique et une aide psychologique seront nécessaires.

Le traitement de la cause étant entrepris, pour la repousse, il faut donner:
Thalium sulfuricum 9 CH, 5 granules matin et soir pendant 2 mois.
Ce traitement aidera aussi à la repousse après des chimiothérapies.

Des compléments vitaminiques peuvent aussi être utiles, par exemple:
Bioptimum Cheveux ®.

CHIMIOTHÉRAPIE

Il est classique de dire que la limite de l'homéopathie est avant tout le caractère réversible des lésions. Les médicaments homéopathiques stimulent les possibilités réactionnelles de l'organisme mais ces possibilités ont des limites, et un certain nombre de maladies ne peuvent guérir spontanément. C'est le cas des cancers, où l'homéopathie n'a pas d'action sur la lésion tumorale proprement dite. En revanche, les médicaments homéopathiques peuvent être d'une grande aide en complément des traitements classiques. C'est le cas pour les chimiothérapies. Celles-ci, malgré toutes les précautions prises aujourd'hui, provoquent souvent nausées, brûlures, aphtes, fatigues, intolérance ou réactions allergiques.

Vous pouvez, sans interférer avec le traitement, donner à l'enfant:
Nux vomica 9 CH, 5 granules matin et soir, pour les troubles digestifs;
Tabacum composé, 5 granules matin et soir, pour les nausées et les vertiges;
Arsenicum album 9 CH, 5 granules matin et soir, pour les brûlures.

CHINA RUBRA

Origine

Le quinquina rouge.

C'est le premier médicament homéopathique qui fut expérimenté par Hahnemann, le fondateur de l'homéopathie.

Symptômes caractéristiques

- Ballonnement de tout le ventre.
- Diarrhées épuisantes.
- Fièvres intermittentes type paludisme.
- Toutes les fatigues intervenant à la suite de la perte de liquides vitaux.

Utilisation chez l'enfant

- Gastro-entérites.
- Convalescence des états grippaux.
- Ballonnements.

CHIRURGIE

Les enfants redoutent bien sûr les interventions chirurgicales et les parents craignent les complications. Beaucoup de chirurgiens et d'anesthésistes connaissent maintenant les possibilités de l'homéopathie et vous conseilleront son utilisation sans qu'il y ait contre-indication avec l'intervention.

D'abord l'appréhension, le trac
Donner la veille et le matin de l'intervention :
Gelsemium sempervirens 15 CH, 1 dose.

Si le trac rend l'enfant hypersensible et agité, donner la veille et le matin de l'intervention :
Ignatia amara 15 CH, 1 dose.

Si la perspective d'avoir mal le rend irritable et coléreux et qu'il ne veut plus quitter vos bras, donner la veille et le matin de l'intervention :
Chamomilla 15 CH, 1 dose.

La prévention des hématomes et saignements
Donner :
Phosphorus 15 CH, 1 dose la veille et le matin de l'intervention, ainsi que
Arnica montana 9 CH et
China rubra 9 CH, 5 granules de chaque, 2 fois par jour, en débutant 3 jours avant l'intervention et en continuant 3 jours après.

La cicatrice
Staphysagria 15 CH, 1 dose toutes les semaines pendant 1 mois, et
Graphites 9 CH, 5 granules 2 fois par jour pendant 1 mois.

La convalescence
China rubra 9 CH et
Kalium phosphoricum 9 CH, 5 granules de chaque 2 fois par jour pendant 15 jours.

CICATRISATION

Après une blessure, une brûlure, une intervention chirurgicale, pour activer la cicatrisation et éviter les cicatrices hypertrophiques, utiliser une pommade au ***Calendula,*** en couche épaisse, matin et soir pendant 1 mois, et donner :
Graphites 9 CH, 5 granules, matin et soir.

Si la cicatrice démange, ajouter :
Fluoricum acidum 5 CH, 5 granules, 2 fois par jour.

CICUTA VIROSA

Origine
La ciguë d'eau, le persil des fous.

Utilisation chez l'enfant
Ce médicament est utilisé par les médecins homéopathes, avec des résultats remarquables, dans certaines formes d'épilepsie, et ceci après un bilan neurologique complet.

CINA

Origine
L'armoise d'Alep.

Symptômes caractéristiques
- Prurit nasal et anal.
- Douleurs abdominales.
- Aggravation la nuit, à la nouvelle lune.

Utilisation chez l'enfant
- Mal au ventre périodique chez des enfants nerveux.
- Sommeil agité des enfants qui ont des vers.
- Toux nerveuses nocturnes.
- Énurésie (pipi au lit).

CINNABARIS

Origine
Le sulfure mercurique rouge.

Symptômes caractéristiques
- Inflammation aiguë des sinus avec rougeur de l'œil.
- Verrues pédiculées souvent prurigineuses.

Utilisation chez l'enfant
- Sinusite aiguë.
- Molluscum.

CINQUIÈME MALADIE

On la nomme ainsi car elle complète la liste des maladies éruptives classiques. C'est une éruption bénigne de l'enfant, avec des taches rouge rosé confluentes sur le corps et le visage. On la confond souvent avec la rubéole.

Donner pendant 5 jours :
Pulsatilla 9 CH et
Dulcamara 5 CH, 5 granules de chaque en alternance toutes les 2 heures.

CISTUS CANADENSIS

Origine
Hélianthème du Canada.

Utilisation chez l'enfant
- Eczéma, plaques rouges sur les joues fissurées.

COCA

Origine
Le cocaier, qui donne la cocaïne.

Utilisation chez l'enfant
- Mal des montagnes, insomnie, céphalée, anxiété.

COCCULUS INDICUS

Origine
La coque du Levant.

Symptômes caractéristiques
- Vertiges avec nausées et grande lassitude.
- Sensation de malaise avec faiblesse des muscles du dos.

• Aggravation par les mouvements passifs.
• Aggravation par le manque de sommeil.

Utilisation chez l'enfant

• Mal des transports.
• Décalage horaire.

COCCUS CACTI

Origine

La cochenille.

Symptômes caractéristiques

• Toux en quinte avec émission de mucosités blanches filantes.
• Aggravation le matin en se brossant les dents.
• Amélioration en buvant froid.

Utilisation chez l'enfant

• Coqueluche, trachéite.

COFFEA CRUDA

Origine

Le café vert arabica.

Symptômes caractéristiques

• Excitation mentale avec afflux d'idées.
• Hypersensibilité de tous les sens.
• Aggravation par les émotions joyeuses.

Utilisation chez l'enfant

• Insomnie d'endormissement avec afflux de pensées.
• Névralgie dentaire.

COLÈRE

Voir **Comportement.**

COLIQUES DU NOURRISSON ⚠

Est-ce que le bébé pleure et se tortille parce qu'il a mal au ventre ou a-t-il mal au ventre parce qu'il est contrarié ? Pleure-t-il parce qu'il a faim ou au contraire parce qu'il a trop mangé ? Tous les parents ont connu ces interrogations et il est difficile d'apporter une réponse médicale définitive.
Vers l'âge de 5 ou 6 mois, ces coliques disparaissent, sans doute en partie grâce à la diversification alimentaire et avec le développement psychomoteur de l'enfant. Patience, douceur, calme, une alimentation régulière et quelques médicaments homéopathiques permettent de passer cette période difficile.

Donner pendant 3 jours :
Lycopodium 5 CH, 5 granules matin et soir, et
Colocynthis 9 CH, 5 granules 2 fois par jour.

Si les troubles persistent, demandez conseil à votre médecin.

COLITE, COLOPATHIE ⚠

Le mal au ventre est fréquent chez l'enfant jusqu'à 5 ou 6 ans et peut durer toute la vie chez certaines personnes. Diarrhées, aliments non digérés du jeune enfant laissent la place, plus tard, à une constipation tenace. Les points communs sont toujours les suivants : douleurs spasmodiques, ballonnements, gaz et une certaine fragilité au stress.
Le traitement comprend trois volets : respecter une bonne hygiène alimentaire,

LES TROUBLES DU COMPORTEMENT DE L'ENFANT

De nombreuses consultations sont motivées par une plainte des parents ou, indirectement, des enseignants concernant le comportement de l'enfant. Rarement, la demande vient de l'enfant lui-même. Les questions des parents ou des enseignants doivent être décryptées par le médecin.

Quelle est la réalité de la situation ?
Le jugement de l'entourage peut être un peu trop normatif, qualifiant un peu vite l'enfant de trop agité ou trop lent, pas assez curieux ou encore pas assez autonome. On lui prête aussi des sentiments ou des attitudes : jalousie, timidité, peur, autorité. Il faut aussi demander à l'enfant, quand son langage permet de le faire, de donner son avis, de dire ce qu'il attend, lui, de cette consultation.

Mieux connaître l'enfant
Tout est important : sa place dans la famille, ses antécédents médicaux, ceux de ses parents, ses maladies ou difficultés organiques habituelles, son appétit, son sommeil. Bien connaître son terrain, ses prédispositions générales permettent au médecin homéopathe de resituer les problèmes comportementaux dans un contexte général et de mieux en comprendre l'origine.

Que peut faire le médecin ?
D'abord, la consultation par elle-même est une étape importante, car elle permet de clarifier la plainte et de mettre en place, souvent pour la première fois, un échange ouvert avec l'enfant. Les parents replacent le problème dans son ensemble et l'enfant découvre clairement les craintes ou les exigences de ses parents. La consultation doit fixer des objectifs et des symptômes à évaluer pour la prochaine fois par les parents et par l'enfant. L'écoute est le meilleur traitement et, si le cas le nécessite, l'enfant et sa famille devront être orientés vers des spécialistes.

Qu'apportent les médicaments homéopathiques ?
D'abord, ils peuvent être une solution efficace et non toxique dans des situations ponctuelles, comme l'**anxiété** passagère, le **trac** ou l'**insomnie** (voir ces termes). Ensuite, l'expérience de 200 ans de pratique des médicaments homéopathiques a montré que les tendances comportementales faisaient partie des caractéristiques réactionnelles, personnelles de chacun, comme sa constitution physique ou ses tendances pathologiques organiques. Certains grands médicaments semblent, en effet, correspondre, dans leurs indications, à la description de ces tendances, qu'elles soient comportementales ou organiques. Ainsi, pour chaque grand médicament présenté dans ce livre, figurent, à côté de la description des maladies pour lesquelles ils sont indiqués, les caractéristiques comportementales.

Le médicament homéopathique ne change pas le tempérament profond d'un enfant mais permet :
• de relier celui-ci à l'ensemble des ses réactions générales ;

• de connaître les circonstances qui aggravent ses tendances ;
• d'atténuer leur exagération dans des circonstances émotionnelles souvent prévisibles.

La compréhension du type sensible de l'enfant permet de donner le traitement le plus adapté à un moment donné, de mieux comprendre son message, ses rapports avec son entourage et de pouvoir l'expliquer à la famille, améliorant ainsi un climat familial parfois perturbé. Par exemple, vous lirez que ***Pulsatilla*** est indiqué chez des enfants qui présentent des infections O.R.L. fréquentes et qui, timides, émotifs, sont avides d'affection exclusive. Le médicament ne changera pas la structure psychique profonde de l'enfant, mais l'aidera à surmonter la séparation que représente son arrivée à l'école ou la naissance d'un petit frère.

Le médecin homéopathe dispose donc de deux pistes pour rechercher le ou les médicaments les plus utiles à l'enfant :
• l'événement qui semble à l'origine de la modification du caractère,
• le ressenti de l'enfant.

entamer un traitement de fond homéopathique qui prendra en compte certaine sensibilité émotionnelle, enfin soulager les douleurs le plus rapidement possible.

Ce qu'il est possible de faire en attendant de consulter
Donner :
Colocynthis 9 CH et
Magnesia phosphorica 9 CH, 5 granules de chaque en alternance 3 fois par jour.

Voir aussi **Ballonnements, Constipation, Diarrhée.**

COLOCYNTHIS

Origine
La coloquinte.

Symptômes caractéristiques
• Crampes violentes arrivant brusquement.
• Améliorées en se pliant en deux, en chien de fusil ou par la pression forte.

Utilisation chez l'enfant
• Coliques du nourrisson.
• Coliques intestinales.

COMPORTEMENT (voir encadré ci-contre)

À titre indicatif, voici quelques événements ou ressentis de l'enfant qui peuvent être soignés par des médicaments homéopathiques.
Ceux-ci peuvent être donnés à raison de 5 granules chaque jour, pendant 15 jours, en attendant de consulter.

Gelsemium sempervirens 15 CH pour les troubles à la suite de peur ;

Ignatia amara 15 CH à la suite d'émotions fortes ;

Coffea 15 CH à la suite d'émotions joyeuses ;

Arsenicum album 15 CH à la suite d'un deuil ;

Natrum muriaticum 15 CH à la suite d'un chagrin, d'une déception sentimentale.

Colère
Chamomilla 15 CH si l'enfant est capricieux ;

Nux vomica 15 CH si c'est un enfant hyperactif qui ne supporte pas la contrariété.

Jalousie
Hyoscyamus niger 15 CH si la jalousie rend l'enfant violent ;
Lachesis muta 15 CH si la jalousie rend l'enfant très « collant » avec sa mère et très bavard ou agité.

Agressivité, autoritarisme
Lycopodium 15 CH pour un enfant à la fois inquiet et qui ressent un sentiment de supériorité ;
Aurum 15 CH pour un enfant autoritaire ayant besoin de commander.

Vexation
Staphysagria 15 CH pour un enfant qui se sent déçu, vexé ou injustement puni.

Timidité
Silicea 15 CH pour un enfant inquiet, qui se sent faible.

Peur de l'abandon
Pulsatilla 15 CH pour un enfant qui se sent abandonné.

Les médecins homéopathes, et à leur suite les parents, ont parfois la mauvaise habitude de nommer chaque enfant par le médicament qui lui est prescrit : « Celle-ci est une ***Pulsatilla***, celui-là un ***Arsenicum album***. » En réalité, avec le temps, le terrain évolue et la sensibilité peut changer ; il faut se garder de mettre une étiquette définitive sur un enfant.

CONJONCTIVITE ⚠

L'hiver, les conjonctivites de l'enfant sont presque systématiquement virales et s'accompagnent de rhinite ou de pharyngite. L'enfant se réveille avec les paupières collées et l'œil est rouge. Rincer abondamment avec du sérum physiologique puis mettre dans chaque œil 3 fois par jour 2 gouttes d'***Homeoptic*** ®.

Donner également :
Kalium iodatum 5 CH et
Mercurius corrosivus 5 CH, 5 granules de chaque en alternance toutes les heures.

Une consultation est préférable si l'amélioration n'est pas nette au bout de 24 heures.

La **conjonctivite allergique** témoigne d'un terrain allergique et un traitement de fond est indispensable.

Ce qu'il est possible de faire en attendant de consulter
Donner systématiquement :
Poumon histamine 15 CH et
Apis mellifica 15 CH, 5 granules de chaque, matin et soir, ainsi que
Euphrasia 5 CH et
Kalium iodatum 5 CH, 5 granules de chaque en alternance toutes les heures.

CONSTIPATION

Le rythme des selles est variable d'un enfant à l'autre et le diagnostic de constipation est porté d'une part sur le constat de selles dures, difficiles à émettre, et sur leur fréquence nettement inférieure à la moyenne. Celle-ci est schématiquement : 1 selle par jour jusqu'à 1 an, 1 jour sur 2 jusqu'à 4 ou 5 ans, et 2 à 3 fois par semaine après. L'évolution de l'alimentation et des goûts de l'enfant influent direc-

tement sur le transit, par exemple de nombreux enfants boudent les légumes pendant de nombreuses années. Par ailleurs, l'école et ses toilettes parfois peu engageantes, un séjour en collectivité ou en dehors de la maison peuvent perturber le comportement de l'enfant.
Bien souvent, une constipation est passagère, mais si elle devient régulière, il faut consulter pour y remédier efficacement et durablement. Le médecin homéopathe replacera cette constipation dans l'ensemble du tableau clinique de l'enfant, de ses réactions et de sa sensibilité personnelle, et le traitement de fond se montrera rapidement efficace.

Ce qu'il faut observer

- Existe-t-il des envies ou non ?
- Les selles sont-elles difficiles à évacuer ?
- Quel est l'aspect des selles : sèches, dures, agglomérées, molles ?

Ce qu'il est possible de faire en attendant de consulter

D'abord, ne pas devenir obsessionnel du transit de son enfant.
Veiller à son alimentation :

- horaire régulier des repas ;
- légumes et fruits suffisants ;
- boire suffisamment d'eau et limiter les boissons sucrées (1 verre au goûter) ;
- proscrire tous les laxatifs irritants ;
- proposer les toilettes à des heures régulières à l'enfant, le matin en partant à l'école ou le soir en rentrant.

Quand la constipation est occasionnelle, vous pouvez administrer les traitements suivants pendant 1 semaine.

Envie fréquente limitée à une petite selle à chaque fois

Envies fréquentes en particulier après les repas, mais des spasmes empêchent une évacuation complète : il s'agit en général d'un enfant gourmand à l'alimentation mal équilibrée.
Donner :
Nux vomica 5 CH, 5 granules matin et soir.

Douleur et spasme limitant l'évacuation chez un enfant ballonné et souffrant de colite

Donner :
Lycopodium 5 CH, 5 granules matin et soir.

Grande difficulté d'évacuation

Les selles sont sèches et volumineuses, agglomérées.
Donner :
Bryonia alba 9 CH, 5 granules matin et soir.

Absence de besoin d'aller à la selle

Inertie totale du rectum, les selles sont sèches et noires.
Donner :
Opium 15 CH, 5 granules chaque soir.

Voir aussi **Ballonnements, Colite.**

CONSULTATION HOMÉOPATHIQUE

Voir **L'homéopathie en bref** page 15.

CONVALESCENCE

La convalescence est un temps nécessaire après une maladie infectieuse, en particulier certaines maladies virales, la grippe, la mononucléose, l'hépatite ou après un choc émotionnel. Sa durée, les symptômes physiques et le ressenti de l'enfant sont très liés à son tempérament et à son terrain réactionnel. Guérir, c'est retrouver un état de santé physique et mental optimal, ce n'est pas simplement la disparition rapide des symptômes qu'apportent souvent les médicaments puissants d'aujourd'hui, comme les antibiotiques. Les médicaments classiques proposés – vitamines, psychostimulants qui se proposent de « booster » l'organisme – ne sont pas une réponse adaptée et ne font que camoufler une fatigue qui mérite un traitement homéopathique plus personnalisé. Il faudra donc, dans tous les cas de maladie importante ou longue, consulter votre médecin homéopathe.

Ce qu'il est possible de faire en attendant de consulter

Donner :

Silicea 15 CH, 1 dose chaque soir pendant 1 semaine, ainsi que

China rubra 9 CH et

Kalium phosphoricum 9 CH, 5 granules de chaque 2 fois par jour avant les repas, pendant 15 jours, et

Oligogranul ® Cuivre, Or, Argent, 5 granules chaque matin pendant 10 jours.

CONVULSION ⚠

Convulsions avec fièvre

Des convulsions peuvent intervenir chez le nourrisson lors de fièvres élevées, au-dessus de 39° C, en général à l'occasion d'un épisode de rhinopharyngite ou de grippe. La crise peut durer quelques minutes, puis l'enfant reste somnolent. Pendant la crise, il faut rester près de l'enfant, afin qu'il ne tombe pas ou ne se blesse pas, et il est inutile de tenter de lui donner quelque médicament que ce soit, granules y compris. Il faut appeler le médecin rapidement pour qu'il examine l'enfant, évalue l'hypothèse d'une méningite et traite la cause de cet épisode fébrile. Ensuite, à chaque rhinopharyngite de l'enfant, il faudra être vigilant et suivre quelques règles simples :

• ne pas trop couvrir l'enfant ni trop chauffer sa chambre ;

• donner un bain rafraîchissant (2 degrés en dessous de sa température) ;

• traiter la **fièvre** (voir ce terme) ;

• ajouter systématiquement au traitement de la fièvre :

Belladonna 15 CH, 5 granules 3 fois par jour jusqu'à disparition de la fièvre.

Convulsion sans fièvre

Si l'enfant présente des convulsions en dehors d'une fièvre, il faut consulter le médecin pour faire un bilan.

Voir **Épilepsie.**

COQUELUCHE

La coqueluche est devenue plus rare depuis la généralisation de la vaccination, ce qui fait que son diagnostic est souvent tardif chez un enfant qui présente une toux spasmodique traînante. Cette maladie, bien que pénible, est bénigne chez l'enfant. Sa survenue chez un bébé de moins de 6 mois implique une surveillance étroite et parfois une hospitalisation, si les quintes sont asphyxiantes. La médecine classique ne propose aucun traitement efficace, hormis des antibiotiques en prévention pour l'entourage. Il faut proscrire les sirops antitussifs, qui risqueraient d'aggraver les spasmes respiratoires. Le traitement homéopathique reste le meilleur traitement. Votre médecin l'adaptera en fonction de chaque cas.

Ce qu'il est possible de faire en attendant de le consulter
Donner :
Drosera 15 CH, 1 dose matin et soir pendant 3 jours, ainsi que
Coralium rubrum 9 CH et
Cuprum metallicum 9 CH, 5 granules de chaque en alternance toutes les heures jusqu'à amélioration des symptômes.

CORALLIUM RUBRUM

Origine
Le corail rouge.

Symptômes caractéristiques
• Toux spasmodique, explosive, provoquée par un écoulement dans l'arrière-gorge, aggravée en position couchée et se terminant souvent par des vomissements.

Utilisation chez l'enfant
• Toux spasmodique nocturne.
• Coqueluche.

CORYZA

Voir **Rhume.**

COUP DE SOLEIL

Il vaut mieux prévenir que guérir : un enfant ne doit pas rester au soleil sans chapeau ni crème solaire. S'il échappe à votre surveillance et attrape un coup de soleil, vous pouvez donner :
Apis mellifica 9 CH et
Belladonna 9 CH, 5 granules de chaque toutes les heures pendant une journée.
Étendre sur la brûlure de la pommade au ***Calendula.***

COUPURE

Mettre sur la coupure désinfectée de la pommade **Homéoplasmine**®, et donner :
Staphysagria 15 CH, 5 granules 2 fois par jour pendant 3 jours.

Coupures des coins des lèvres
Nitricum acidum 9 CH, 5 granules 2 fois par jour pendant 4 jours.

COXARTHROSE

Voir **Rhume de hanche.**

CROTON TIGLIUM

Origine
Le croton ou graine de Tilly.

Symptôme caractéristique
• Éruption avec brûlure et prurit intense, en particulier du siège.

Utilisation chez l'enfant
• Diarrhée du nourrisson avec inflammation du siège.
• Herpès génital.
• Eczéma du scrotum avec prurit intense.

Le tuyau
C'est le meilleur médicament du prurit de la varicelle.

CROÛTE

À la suite de blessures ou à la fin d'éruptions vésiculeuses – herpès, varicelle, zona – donner systématiquement à l'enfant :
Mezereum 5 CH et
Graphites 15 CH, 5 granules de chaque, 3 fois par jour jusqu'à disparition des croûtes.

En cas de croûtes sur le visage ou d'**impétigo** (voir ce terme) chez l'enfant, il faut consulter votre médecin.

CROÛTES DE LAIT

Plaques collant sur le cuir chevelu et au visage qui peuvent survenir chez le nourrisson vers 6 mois.
Ces lésions sont dues à un excès de sécrétion des glandes sébacées et doivent être différenciées de l'eczéma.

Quelques mesures simples sont rapidement efficaces : utiliser un lait de toilette plutôt qu'un savon, puis appliquer de la pommade au ***Calendula*** et éviter les produits parfumés.

Donner à l'enfant les médicaments suivants :
Calcarea carbonica 15 CH, 1 dose 2 fois par semaine pendant 1 mois, et
Lycopodium 9 CH, 5 granules par jour pendant 1 semaine.

L'amélioration doit être rapide, sinon il faut consulter pour confirmer le diagnostic.

Dans tous les cas, lors de la prochaine consultation, il faut signaler cet épisode au médecin homéopathe ; il en tiendra compte dans la compréhension du terrain de l'enfant.

CROISSANCE ⚠

Tout enfant doit être vu par le médecin de famille ou le pédiatre au moins une fois par an. Son poids et sa taille sont notés sur le carnet de santé. Dans tous les cas, il est souhaitable de donner aux enfants en période de croissance des cures régulières de ***Jénovérine*** ®, 1 mesure matin et soir.

Douleur de croissance :
La croissance osseuse proprement dite n'a aucune raison d'être douloureuse. Si l'enfant se plaint de douleurs vertébrales, de la hanche ou des genoux ou bien s'il présente une boiterie ou une impotence, il faut consulter le médecin pour faire un bilan.

Retard de croissance :
Tout retard ou excès de croissance doit être évalué par le médecin et éventuellement donner lieu à un bilan. Le médecin homéopathe évalue aussi la croissance de l'enfant par rapport à sa constitution et à son terrain.

Pour accompagner des croissances lentes, donner :
Baryta carbonica 15 CH et
Silicea 15 CH, 1 dose par semaine de chaque pendant 6 mois.

Pour accompagner des croissances rapides à l'adolescence, donner :
Calcarea phosphorica 15 CH, 1 dose chaque semaine pendant 6 mois.

CUPRUM METALLICUM

Origine

Le cuivre métallique.

Symptômes caractéristiques

• Crampes.
• Convulsion, tics de la face.
• Spasmes des bronches.
• Apparition et disparition brusques des symptômes.
• Amélioration en buvant de l'eau froide.

Utilisation chez l'enfant

• Hoquet.
• Colique abdominale.
• Toux quinteuse.
• Crise d'asthme.

CYSTITE (infection urinaire)

Quand un enfant se plaint de brûlure en urinant ou qu'il urine très souvent, il faut consulter pour faire un bilan : examen des urines à la recherche d'une infection et éventuellement une échographie à la recherche d'une anomalie des voies urinaires. Par ailleurs, une fièvre élevée qui dure en dehors de tout signe d'infection O.R.L. ou de syndrome grippal doit conduire aussi à un bilan urinaire. Toutefois, il peut exister des cystites sans germe ni malformation urinaire ; il ne s'agit alors que d'une irritation locale bénigne vulvaire ou du prépuce, parfois entretenue par une mauvaise hygiène ou la présence d'une mycose.

Ce qu'il est possible de faire en attendant de consulter

• traiter l'irritation locale avec une toilette soignée et l'application d'une crème au ***Calendula*** **;**
• donner chaque soir, en attendant le résultat du bilan :
Staphysagria 15 CH, 5 granules.

CURE THERMALE

Les cures thermales sont très complémentaires des traitements homéopathiques. Leurs indications pour les problèmes rhinopharyngés ou pulmonaires sont bien connues. Il faut savoir qu'elles sont aussi très intéressantes pour les problèmes dermatologiques : eczémas, urticaire, séquelles de brûlures, etc. Les eaux thermales riches en arsenic, soufre, bicarbonate évoquent d'ailleurs nos grands médicaments homéopathiques de terrain allergique ou d'infections chroniques. C'est pourquoi il est recommandé de voir son médecin homéopathe avant de partir en cure, voire de choisir la station thermale avec lui, pour rechercher une complémentarité parfaite entre les deux thérapeutiques.

• D • E • F • G • H •

DARTRE

Une dartre qualifie avant tout une lésion de forme arrondie. Elle se situe en général sur les joues. Il peut s'agir chez le bébé de croûtes de lait, d'une lésion d'eczéma ou d'une simple irritation.

Donner pendant 8 jours, si les troubles persistent :
Saponaria composé, 5 granules matin et soir.

Si la dartre est bien ronde et le pourtour rosé, ajouter :
Berberis 4 CH, 5 granules 3 fois par jour.

S'il existe une desquamation, donner :
Arsenicum iodatum 9 CH, 5 granules 2 fois par jour pendant 8 jours.

DÉLIRE ⚠

Un enfant peut donner l'impression de délirer, soit à l'occasion d'une fièvre élevée, soit au cours d'un cauchemar.

Au cours d'une fièvre très élevée, la face rouge couverte de sueurs, donner :
Belladonna 9 CH, 5 granules toutes les heures.
Si les troubles persistent au-delà de 3 heures malgré ce traitement, il faut consulter votre médecin rapidement.

La nuit, avec terreur et cauchemars, donner pendant 3 jours, puis au rythme des crises :
Stramonium 15 CH, 5 granules au coucher.

DÉMANGEAISONS

Voir **Prurit.**

DENTS

Poussées dentaires du nourrisson : elles sont souvent l'occasion, pour les parents, de découvrir l'homéopathie, avec le plus que célèbre ***Chamomilla,*** dont la réputation n'est plus à faire.

Il faut noter deux choses :
Les poussées de dents de lait se produisent entre 5 mois et 2 ans 1/2, et toutes les rougeurs de fesses et fièvres ou irritabilités ne peuvent leur être attribuées systématiquement.
Le médicament ***Chamomilla,*** même s'il est remarquablement efficace pour calmer l'hypersensibilité à la douleur et les réactions secondaires, ne fait pas sortir les dents plus vite ou plus droites !
De très nombreux enfants n'ont aucun problème lors de la sortie de leurs dents.

Dans la pratique, lors de chaque poussée, on peut donner pendant 48 heures :
Belladonna 9 CH et
Arnica montana 9 CH, 5 granules de chaque en alternance 4 fois par jour, quand il y a un œdème rouge de la gencive avec douleur ;
Chamomilla 15 CH, 5 granules 2 fois par jour, si la douleur entraîne colère, diarrhée.

Si la poussée occasionne des aphtes, ajouter :
Borax 5 CH, 5 granules 3 fois par jour, à espacer selon l'amélioration.

DÉPRESSION ⚠

La dépression de l'enfant existe, et pourtant elle passe trop souvent longtemps inaperçue. Comme pour les adultes, elle peut être passagère et réactionnelle à un événement choquant – deuil, accident facilement repérable –, mais aussi à des événements survenus en dehors de la famille et passés inaperçus. Elle peut aussi être l'expression d'un problème existentiel plus profond. Ce qui est important pour l'entourage de l'enfant, c'est de savoir l'évoquer pour rapidement mettre en œuvre un traitement et une prise en charge par des spécialistes.

Ce qu'il faut observer
- Une modification durable de l'humeur.
- Une perte d'intérêt pour les jeux et les distractions habituelles.
- Une difficulté scolaire inexpliquée.
- Une insomnie, en particulier de la fin de la nuit.
- Une fatigue.
- Un refus de communiquer ou de participer à la vie familiale ou scolaire.

Dépression ne veut pas dire médicaments antidépresseurs systématiques. Ceux-ci ne seront utilisés que dans de rares cas et toujours par des spécialistes compétents. En complément d'un travail psychologique qui doit concerner l'ensemble de la famille, un traitement homéopathique de fond sera toujours nécessaire. Celui-ci sera d'autant plus efficace qu'en plus des symptômes proprement anxieux, il identifiera une circonstance déclenchante et replacera l'état dépressif dans l'ensemble du terrain réactionnel de l'enfant.

DÉSOBÉISSANCE

Voir **Comportement.**

DIABÈTE ⚠

Un diabète peut être découvert chez l'enfant jeune et doit immédiatement conduire à un bilan et à un traitement adapté.

Ce qu'il faut observer
- L'enfant maigrit malgré un bon appétit.
- Il est assoiffé et urine très souvent.
- Il est fatigué.
- Il a des fringales importantes avant les repas.
- Il a des coups de pompe après les repas.

Le traitement de fond prescrit par le médecin homéopathe peut aider à équilibrer le traitement antidiabétique ou à en améliorer les effets secondaires.

DIARRHÉE AIGUË

Voir **Gastro-entérite.**

DIARRHÉE CHRONIQUE ⚠

Chez le nourrisson, quand une diarrhée (selles molles et fréquentes) dure au-delà de quelques jours et sans autres signes tels que fièvre ou vomissement, il faut consulter, car la cause n'en est pas forcément virale. L'intolérance aux protéines du lait de vache ou plus tard au gluten nécessite un bilan et une alimentation spécifique.
Chez l'enfant plus grand, il peut aussi s'agir de problèmes hépato-vésiculaires ou simplement émotifs ; dans ce dernier cas, l'homéopathie pourra être très efficace.

À chaque fois que les circonstances émotionnelles se produisent, donner pendant 3 jours :
***Gelsemium sempervirens* 15 CH,** 5 granules chaque soir, si l'enfant est peureux, sujet au trac ;
***Argentum nitricum* 15 CH,** 5 granules chaque soir, si l'enfant est toujours agité, précipité.

DIARRHÉE DU NOURRISSON ⚠

La diarrhée aiguë du nourrisson est la plupart du temps d'origine virale. Les selles sont fréquentes, non moulées et souvent grumeleuses, nauséabondes. Le bébé est fébrile, sans appétit et semble souffrir du ventre. Le risque est, avant tout, la déshydratation, surtout si des vomissements complètent le tableau. En effet, fièvre, diarrhée et vomissements concourent à une perte de liquide importante.

La première chose à faire est donc de lutter contre la déshydratation :
• rafraîchir l'enfant (voir **Fièvre**) ;
• lui proposer toutes les heures une boisson de réhydratation qui contient des sels minéraux (demandez conseil à votre pharmacien) :
• arrêter le lait artificiel et le remplacer par un substitut antidiarrhéique.

Si le bébé est au sein, il faut prendre conseil auprès de son pédiatre.

Donner systématiquement pendant 24 heures :
***China rubra* 9 CH,** 5 granules 4 fois par jour, en alternance avec 5 granules du médicament suivant :
***Magnesia carbonica* 9 CH,** si les selles sont vertes et mousseuses ;
***Croton tiglium* 9 CH**, si les selles sont acides et brûlent le fesses ;
***Chamomilla* 15 CH,** au cours d'une poussée dentaire.

Si la diarrhée n'est pas stoppée dans les 24 h, il faut consulter votre médecin.

Le tuyau
Une diarrhée du jeune enfant est souvent le symptôme révélateur d'une otite.
Il faut peser les bébés jusqu'à 3 mois au minimum 2 fois par semaine, et en cas de diarrhée aiguë 2 fois par jour : c'est le meilleur moyen d'informer le médecin de l'importance de la déshydratation.

DILUTIONS

Voir **L'homéopathie en bref** page 12.

DIOSCOREA

Origine
L'igname sauvage.

Utilisation chez l'enfant
• Douleurs violentes de colites ou névralgies améliorées en se redressant en arrière.
• Colique du nourrisson.
• Colite.
• Sciatique.

DIPLOPIE ⚠

L'impression de voir double doit conduire à consulter l'ophtalmologiste rapidement. Parfois, cette impression peut intervenir au cours d'une migraine.

DOULEUR

La douleur n'est pas toujours exprimée par le très jeune enfant ; il faut donc être attentif à certains signes : les pleurs, bien sûr, mais aussi un calme inhabituel ou une prostration doivent alerter l'entourage.
Le premier traitement de la douleur est le traitement de sa cause, mais inversement le traitement d'une affection peut être la cause de douleurs : chirurgie, chimiothérapie par exemple. Quelle que soit la situation, de nombreux médicaments homéopathiques peuvent avoir des actions très rapides sur la sédation de la douleur. La recherche du ou des bons médicaments passe toujours par une enquête minutieuse.

Ce qu'il faut observer

• La localisation précise de la douleur.
• Le caractère de la douleur : battante, brûlante, constrictive, piquante, spasmodique.
• Ses conditions de survenue, de disparition, d'amélioration ou d'aggravation, au chaud, au froid, par telle ou telle position, ses horaires.
• Enfin, les signes qui l'accompagnent : modification de l'humeur, soif, agitation…

Voici quelques médicaments très utiles pour calmer la douleur.
Donner 5 granules 4 fois par jour jusqu'à amélioration :
Apis mellifica 15 CH : douleur piquante calmée au froid ;
Arsenicum album 15 CH : douleur brûlante calmée au chaud et s'accompagnant d'anxiété ;
Bryonia alba 15 CH : douleur très vive améliorée par l'immobilité et la compression ;
Chamomilla 15 CH : douleur intolérable améliorée en berçant et entraînant irritabilité et colère ;
Colocynthis 15 CH : douleur spasmodique améliorée en chien de fusil ;
Hypericum 15 CH : douleur électrique sur le trajet d'un nerf ;
Rhus toxicodendron 15 CH : douleur articulaire améliorée par le mouvement et la chaleur ;
Veratrum album 15 CH : douleur violente s'accompagnant de malaise vagal.

Donner alors, dès les premiers symptômes :
Gelsemium sempervirens 9 CH, 5 granules à renouveler 1 heure après.

DOSE DE GLOBULES

Voir **L'homéopathie en bref** page 14.

DROSERA

Origine

L'herbe à la rosée.

Symptômes caractéristiques

• Toux suffocante spasmodique.
• Ganglions.
• Douleurs articulaires.

Utilisation chez l'enfant

• Crise d'asthme nocturne, avec quintes de toux.

• Trachéite avec toux spasmodique déclenchée par un chatouillement laryngé en particulier la nuit, intervenant dans les suites d'une grippe ou d'une bronchite.
• Coqueluche.
• Ganglions petits et durs chez les enfants ayant des rhinopharyngites à répétition.
• « Rhume de hanche » de l'enfant.

DULCAMARA

Origine
La douce-amère ou « morelle grimpante ».

Symptômes caractéristiques
• Écoulement chronique des muqueuses.
• Hypertrophie ganglionnaire.
• Douleurs rhumatismales.
* Aggravation de tous les symptômes à l'humidité.
• Verrues.

Utilisation chez l'enfant
• Rhinopharyngite survenant par temps humide avec sensation de nez bouché.
• Écoulement rétro-nasal chronique.
• Ganglion survenant brutalement par temps humide.
• Asthme par temps humide avec encombrement.

DYNAMISATION

Voir **L'homéopathie en bref** page 12.

DYSHIDROSE

Éruption de vésicules sur les mains ou les pieds, liée à une réaction allergique ou à une mycose.

Voir **Eczéma.**

DYSLEXIE

Troubles de la lecture ou de l'écriture (dysorthographie) sont maintenant détectés très tôt à l'école et la rééducation par l'orthophoniste, complétée parfois par un soutien psychothérapique, est indispensable.

Il faut consulter votre médecin homéopathe, car ce trouble peut s'inscrire dans un terrain émotionnel particulier, qui indique un traitement de fond adapté. Celui-ci facilitera largement la rééducation.

DYSPEPSIE (digestion difficile)

L'enfant se plaint de mal au ventre, de nausées et parfois vomit. En dehors d'une gastro-entérite, il peut s'agir d'une simple indigestion à la suite d'une intolérance à un aliment ou d'un excès.

Donner en alternance toutes les heures jusqu'à amélioration :
Antimonium crudum 9 CH et
Nux vomica 9 CH, 5 granules de chaque.

Si les troubles persistent au-delà de 24 heures, il faut consulter.

ECTOPIE

C'est la non-descente d'un ou des deux testicules dans les bourses. Dès l'examen du nouveau-né, à la maternité, l'existence des testicules est vérifiée et notée dans le carnet de santé. Ils peuvent, pendant plusieurs années, être mobiles et remonter provisoirement dans l'abdomen. Ceci

ÉCOLE

L'école, la scolarité sont sources de beaucoup d'émotions, de joies souvent, mais aussi d'inquiétudes et parfois d'angoisses. Une écoute active de l'enfant est indispensable et des médicaments homéopathiques peuvent être très utiles.

Trac

Pour l'appréhension liée à une épreuve ou à la perspective de retrouver tel ou tel enseignant, donner la veille :
Gelsemium sempervirens 15 CH, 1 dose.

Pour les plus petits, l'entrée à l'école peut créer le sentiment d'être perdu, abandonné. Donner chaque soir pendant les 2 premières semaines :
Pulsatilla 15 CH, 1 dose.

Fatigue intellectuelle

Apprendre à faire des bâtons droits puis à écrire est largement aussi épuisant nerveusement pour les tout-petits qu'apprendre les équations du 2e degré plus tard.

Donner à l'enfant pendant 15 jours :
Kalium phosphoricum 9 CH, 5 granules chaque soir, en cas de fatigue intellectuelle et nerveuse, difficulté à se concentrer ;

Anacardium orientale 15 CH, 5 granules chaque soir, en cas d'épuisement qui rend de mauvaise humeur ;

Kalium bromatum 9 CH, 5 granules chaque soir, en cas d'épuisement qui rend anxieux avec cauchemars (voir **Somnambulisme**).

Les difficultés scolaires

Elles peuvent être liées, chez certains enfants, à des caractéristiques comportementales propres à leur constitution personnelle. Il faudra consulter pour avis médical et toujours faire vérifier la vue et l'audition.

En attendant, donner à l'enfant 5 granules chaque soir pendant 15 jours :
Argentum nitricum 9 CH, si c'est un enfant anxieux, agité, ne tenant pas en place ;

Mercurius solubilis 15 CH, si c'est un enfant agité, quelquefois agressif, avec des difficultés d'apprentissage.

Un bilan orthophonique sera en général nécessaire.

n'est pas inquiétant mais vous pouvez donner :
Calcarea fluorica 9 CH, 5 granules chaque matin pendant 6 mois.

En revanche, si les testicules n'ont jamais été perçus, un bilan puis, le plus souvent, une intervention chirurgicale, seront nécessaires.

ECZÉMA DU NOURRISSON

Il apparaît entre 2 et 9 mois, parfois même dès la naissance. Dermatite atopique, eczéma constitutionnel, qui sont les termes médicaux désignant cette affection, disent bien qu'il s'agit d'une maladie liée au terrain familial atopique, c'est-à-dire allergique. Sa localisation et son aspect évoluent avec l'âge. L'atteinte du visage ou sa grande étendue sur le corps, l'aspect fissuré, suintant ou le très grand prurit qu'il occasionne perturbent l'enfant, préoccupent les parents et les rendent impatients d'obtenir un résultat appréciable. Les crèmes à la cortisone sont très efficaces. Elles ne sont absolument pas un obstacle à la mise en route d'un traitement de fond homéopathique. De plus, des médicaments homéopathiques choisis sur l'aspect des lésions aideront à soulager l'enfant de son prurit, à cicatriser les lésions et redonneront courage à l'entourage.

Le médecin homéopathe va suivre 4 pistes pour établir son traitement :

• le traitement du terrain atopique familial ;
• le traitement des lésions et du prurit ;
• la recherche d'un allergène ;
• la recherche de circonstances émotionnelles favorisant les crises ou les aggravant.

Ce qu'il faut observer

• Quel est l'aspect de la lésion : sèche, fissurée, suintante ?
• Quelle est sa localisation : visage, membres, tronc ?
• Y a-t-il des démangeaisons ou des brûlures ?
• Dans quelles circonstances vient l'eczéma ?

Ce qu'il est possible de faire en attendant de consulter

Systématiquement, matin et soir, donner :
Poumon histamine 15 CH, 5 granules.

Ajouter 2 fois par jour 5 granules de :
Belladonna 9 CH, si l'enfant a des plaques rouges avec sensation de cuisson ;
Arsenicum iodatum 9 CH, s'il y a une desquamation et des démangeaisons ;
Nitricum acidum 9 CH, s'il y a des fissures ;
Graphites 15 CH, s'il s'agit d'un suintement avec des croûtes ;
Staphysagria 15 CH, s'il y a surtout des démangeaisons.

Voir aussi **Allergie.**

ÉMOTION

Si un choc physique laisse des bleus, un choc émotif peut aussi laisser des traces, moins visibles mais souvent bien plus durables. C'est pourquoi l'entourage doit toujours être très attentif au ressenti de l'enfant, même à la suite d'un événement qui peut paraître anodin pour les adultes, comme un incident à l'école, au sport, la perte d'un animal, une émission de télévision, une conversation surprise et mal comprise, voire encore un événement joyeux. C'est le sentiment de l'enfant plus que la nature de l'événement qui doit guider le choix du médicament.

Donner une dose unique le plus rapidement possible de :
Gelsemium sempervirens 15 CH, si sentiment de peur ;
Ignatia amara 15 CH, si sentiment d'excitation ;
Arsenicum album 15 CH, si sentiment de deuil ;
Coffea 15 CH, si sentiment d'émotion joyeuse ;
Staphysagria 15 CH, si sentiment de vexation, d'injustice, de frustration.

Voir aussi **Comportement.**

ENCOPRÉSIE ⚠

C'est l'incontinence des selles. Ce symptôme chez l'enfant après 3 ou 4 ans doit amener à demander conseil au médecin ou au pédiatre, et nécessite un bilan physique et psychologique.

Ce qu'il est possible de faire en attendant de consulter
Donner :
Causticum 15 CH, 5 granules chaque matin, et
Aloe 9 CH, 5 granules 2 fois par jour.

ENROUEMENT

Les extinctions de voix totales sont rares chez les enfants. En revanche, la voix peut facilement se voiler, s'enrouer et devenir rauque à l'occasion d'affections virales ou d'efforts vocaux.

Ce qu'il faut observer
- Est-elle survenue brusquement ou progressivement ?
- Dans quelles circonstances : surmenage vocal, infection O.R.L., émotion ?
- Existe-t-il des douleurs ?
- L'enrouement est-il amélioré ou aggravé à certaines heures ?

Ce qu'il est possible de faire en attendant de consulter
Suite d'efforts vocaux, chants, cris
Donner :
Arnica montana 15 CH, 1 dose matin et soir pendant 2 jours, et
Rhus toxicodendron 9 CH, 5 granules 4 fois par jour.

Suite de froid sec
Donner :
Aconitum napellus 9 CH et
Arum triphyllum 5 CH, 5 granules de chaque en alternance toutes les heures pendant 2 jours.

Suite de peur ou d'émotions fortes
Donner :
Gelsemium sempervirens 15 CH, 1 dose matin et soir pendant 2 jours.

Dans tous les cas, on peut aussi donner :
Homéovox ®, 2 comprimés à sucer toutes les heures pendant 2 jours.

ENROUEMENT CHRONIQUE ⚠

Certains enfants semblent avoir une voix enrouée soit en permanence, soit tous les soirs. Il faut consulter un O.R.L. pour faire un bilan, et une rééducation orthophonique sera en général nécessaire.

Ce qu'il est possible de faire en attendant de consulter
Donner chaque soir :
Causticum 15 CH, 5 granules.

ENTORSE ⚠

Une entorse de la cheville doit toujours être montrée rapidement au médecin.

Ce qu'il est possible de faire en attendant de consulter
Mettre de la glace sur l'articulation.
Donner :
Apis mellifica 15 CH, 5 granules, à répéter 4 fois pendant la première heure, et
Arnica montana 15 CH, 1 dose à renouveler 6 heures après.

Puis, l'articulation ayant été examinée et immobilisée (éventuellement radiographiée), donner à l'enfant pendant 7 jours :
***Bryonia alba* 5 CH** et
***Ruta graveolens* 5 CH,** 5 granules de chaque 3 fois par jour.

Pendant la phase de rééducation, s'il persiste une raideur douloureuse, donner :
***Rhus toxicodendron* 9 CH,** 5 granules chaque jour pendant 1 mois.

ÉNURÉSIE (pipi au lit)

Le pipi au lit concerne plus de 10 % des enfants, surtout les garçons. Si l'enfant n'arrive pas non plus à contrôler ses urines pendant la journée, après l'âge de 2 ans et demi, il faut consulter pour faire un bilan à la recherche d'une infection ou d'une anomalie des voies urinaires. Sinon, quelques règles sont à observer :

- avant 4 ans, ne rien faire,
- proscrire tout traitement ou « pipi stop » ou punition.

Votre médecin homéopathe donnera à l'enfant un traitement correspondant à son caractère émotionnel personnel.

En attendant, donner systématiquement :
***Equisetum* 15 CH,** 5 granules le matin et 5 granules le soir au coucher, pendant 1 mois, ainsi que
***Pulsatilla* 15 CH** pour l'enfant émotif qui ne veut pas grandir ;
***Stramonium* 15 CH** pour l'enfant qui a peur du noir et fait des cauchemars ;
***Staphysagria* 15 CH** pour l'enfant agité faisant pipi très souvent la journée à la moindre excitation ;
***Cina* 15 CH** pour l'enfant qui a des vers.

ÉPILEPSIE ⚠

Sous le couvert d'un suivi neurologique régulier, des traitements homéopathiques peuvent s'avérer très efficaces, en complément ou en relais des traitements classiques. Demandez conseil à votre médecin homéopathe.

ÉPIPHYSITE ⚠

C'est une maladie des extrémités des os touchant les enfants et adolescents pendant la croissance. Un bilan radiologique, prescrit en cas de douleurs vertébrales ou du genou, met en évidence des lésions bénignes qui guériront sans séquelles mais qui nécessitent un arrêt du sport pendant plusieurs mois. Il s'agit, en général, d'enfants de constitution longiligne. Le traitement homéopathique accélérera la guérison.

Donner pendant 3 mois :
***Calcarea phosphorica* 9 CH,** 5 granules par jour,
***Silicea* 15 CH,** 1 dose par semaine, et
***Ostéocynésine* ®,** 2 comprimés matin et soir.

ÉPISTAXIS (saignement de nez) ⚠

Fréquent chez l'enfant à la suite d'un choc, même minime. Il faut tamponner la narine avec un coton, appliquer une compresse glacée et donner :
***China rubra* 9 CH** et
***Arnica montana* 9 CH,** 5 granules de chaque en alternance toutes les 10 minutes jusqu'à amélioration.

Si les saignements se répètent très fréquemment, consulter votre médecin et, en attendant, donner :
Ferrum phosphoricum 15 CH, 5 granules 3 fois par semaine.

Si un saignement de nez apparaît sans raison ou en même temps que des hématomes sur le corps, il peut s'agir d'un trouble de la coagulation et il faut consulter très rapidement.

ÉRYSIPÈLE ⚠

C'est une infection de la peau due à un microbe (streptocoque) provoquant une plaque rouge douloureuse. L'enfant doit être montré rapidement, surtout si l'infection se situe à la face.

En attendant de consulter rapidement, donner :
Hepar sulfur 15 CH, 1 dose, 3 fois à 8 heures d'intervalle, ainsi que
Belladonna 9 CH, 5 granules en alternance toutes les heures.

ÉRYTHÈME FESSIER DU NOURRISSON

Malgré les couches de plus en plus performantes et les crèmes ou pommades isolantes et apaisantes, les fesses des bébés peuvent devenir rouges et brûlantes, en particulier si les selles sont très acides.

Il faut laisser, si possible, l'enfant les fesses à l'air et donner :
Medorrhinum 15 CH, 1 dose unique, ainsi que
Belladonna 9 CH et
Croton tiglium 9 CH, 5 granules de chaque toutes les 2 heures pendant 2 jours.

Une pommade au ***Calendula*** utilisée quotidiennement préviendra les rechutes.

ÉRYTHÈME SOLAIRE

Voir **Coup de soleil.**

ÉTERNUEMENT

Certains enfants, même en dehors d'un rhume ou d'une allergie, éternuent souvent, particulièrement le matin au réveil.

Donner :
Nux vomica 9 CH, 5 granules chaque soir pendant 15 jours.

Voir **Rhume.**

EUPATORIUM PERFOLIATUM

Origine

L'herbe à la fièvre.

Symptômes caractéristiques

- Sensation de courbatures, de brisure du dos et des membres.
- Douleurs oculaires.

Utilisation chez l'enfant

- Grippe.

EUPHRASIA

Origine

L'euphraise.

Symptômes caractéristiques

- Larmoiements irritants.
- Inflammation des paupières.
- Toux avec expectoration muqueuse.

Utilisation chez l'enfant
- Conjonctivite allergique ou infectieuse.
- Rougeole.

FABRICATION DU MÉDICAMENT HOMÉOPATHIQUE

Voir **L'homéopathie en bref** page 11.

FIÈVRE

On a coutume de dire que la fièvre n'est pas une maladie mais un symptôme, et qu'il faut la respecter car elle témoigne d'un effort de l'organisme pour se débarrasser d'une infection.
Chez l'enfant, il faut tout de même nuancer le propos et avoir à l'esprit quelques idées simples :
- la fièvre au-dessus de 39 °C est inconfortable pour l'enfant et présente un risque de déshydratation ;
- chez certains enfants, une fièvre élevée fait courir le risque de convulsions ;
- l'infection est peut-être bactérienne et la fièvre ne suffira pas à l'éliminer.

S'il n'y a pas lieu non plus de se précipiter chez le médecin, il faut considérer tout de même la fièvre comme un symptôme d'alerte et :
- laisser l'enfant au repos ;
- ne pas trop le couvrir ;
- lui donner à boire suffisamment ;
- le rafraîchir progressivement en le mettant dans un bain à 38°C ;
- observer si l'origine de la fièvre est une infection O.R.L. habituelle : rhume, otite, par exemple.

Dans un premier temps
Si la fièvre est brutale, que l'enfant est rouge, sans sueur, donner :
***Aconitum napellus* 9 CH,** 5 granules toutes les heures.
Si la fièvre est brutale et que l'enfant est rouge, couvert de sueur, donner :
***Belladonna* 9 CH,** 5 granules toutes les heures.
Si la fièvre est brutale, que l'enfant est rouge, couvert de sueur et semble très abattu, donner :
***Gelsemium sempervirens* 9 CH,** 5 granules toutes les heures.

Il n'y a aucune contre-indication à ajouter au bout de quelques heures, si la température ne baisse pas, un antipyrétique classique, Paracétamol (***Doliprane* ®, *Efferalgan* ®**) ou Ibuprofène (***Advil* ®**).

Au bout de 48 heures
Soit la fièvre régresse et une maladie se déclare (O.R.L. en général) : il faut alors traiter celle-ci (voir **Otites, Rhumes, Bronchites...**).
Soit une maladie O.R.L. se déclare et la fièvre ne descend pas, il faut consulter.
Soit une éruption apparaît – rougeole, varicelle par exemple : il faut consulter.
Soit la fièvre continue sans autres symptômes, il faut consulter pour avis, car il peut s'agir d'une infection urinaire qui nécessite un traitement adapté.

FAIM, DÉSIRS ALIMENTAIRES

Chez l'enfant, les désirs alimentaires comme les aversions peuvent renseigner le médecin homéopathe sur son terrain réactionnel. Il faut donc les noter, s'ils sont nets et durables : ils permettent au médecin de confirmer l'indication de médicaments de fonds prescrits en général à raison d'1 dose par semaine en ***15 CH.***

Ce qu'il faut observer

Le désir d'acidité confirmera l'indication de ***Sepia officinalis ;***

- d'aliments chauds : ***Lycopodium ;***
- d'aliments épicés : ***Natrum muriaticum, Nux vomica ;***
- d'aliments froids : ***Phosphorus ;***
- d'aliments fumés : ***Calcarea phosphorica ;***
- d'aliments indigestes : ***Calcarea carbonica ;***
- d'aliments salés : ***Natrum muriaticum ;***
- de boissons froides : ***Phosphorus, Bryonia alba ;***
- de fruits : ***Phosphoricum acidum ;***
- de glaces : ***Veratrum album ;***
- de poissons : ***Natrum muriaticum ;***
- de sucres : ***Argentum nitricum, Lycopodium ;***
- de viandes : ***Allium sativum.***

FERRUM METALLICUM

Origine

Le fer métallique.

Symptômes caractéristiques

- Pâleur des muqueuses.
- Fatigue, hypersensibilité au bruit.
- Faiblesse du sphincter de la vessie.

Utilisation chez l'enfant

- Fatigue à la suite d'anémie traitée.
- Énurésie.

FERRUM PHOSPHORICUM

Origine

Le phosphate ferrosoferrique.

Symptômes caractéristiques

- Inflammation de la trachée et des bronches.
- Inflammation des tympans.
- Phénomène hémorragique localisé.
- Fièvre modérée.

Utilisation chez l'enfant

- Trachéite.
- Bronchite.
- Otite.
- Épistaxis (saignements de nez).
- Grippe.

FISSURE ANALE

La fissure anale chez l'enfant est conséquence d'une constipation opiniâtre.
La première chose à faire est de consulter pour traiter cette constipation.

Ce qu'il est possible de faire en attendant de consulter

Donner :
Nitricum acidum 9 CH et
Ratanhia 5 CH, 5 granules de chaque matin et soir, et appliquer localement une pommade au ***Ratanhia.***

FISSURE DES LÈVRES

Si les lèvres sont sèches et se fendillent, donner chaque jour :
Natrum muriaticum 9 CH, 5 granules.

Si les fissures des commissures sont « comme coupées », donner :
Nitricum acidum 9 CH, 5 granules 2 fois par jour pendant 8 jours.

FLUORICUM ACIDUM

Origine
L'acide fluorhydrique.

Symptôme caractéristique
• Épaississement de la peau fissurée et prurigineuse.

Utilisation chez l'enfant
• Cicatrisation des brûlures.

FOULURE

Voir **Entorse.**

FRACTURE ⚠

Toute fracture doit, bien sûr, être examinée, radiographiée et immobilisée, voire opérée. Le traitement homéopathique sera un complément très utile pour soulager les douleurs, favoriser une bonne consolidation et aider la rééducation.

Donner systématiquement :
Arnica montana 9 CH, 5 granules 3 fois par jour les 7 premiers jours, pour résorber rapidement l'hématome, et
Symphytum 5 CH, 5 granules 2 fois par jour pendant 1 mois, ainsi que
Ostéocynésine ®, 2 comprimés matin et soir pendant 1 mois.

Pendant toute la durée de la rééducation, donner chaque jour :
Rhus toxicodendron 9 CH, 5 granules.

FRILOSITÉ

La frilosité qui survient en dehors d'une maladie fébrile peut témoigner d'une sensibilité personnelle particulière : ce signe guide le médecin dans l'établissement du traitement de fond.

GALE

Le principal problème de la gale est d'en faire le diagnostic. C'est pourquoi, si votre enfant se plaint de démangeaisons avec de petites lésions que vous attribuez au grattage, il vaut mieux aller consulter votre médecin ou un dermatologue. La gale est due à une infection par un parasite : le sarcopte. Elle nécessite un traitement local prescrit par le médecin.

Vous pouvez ajouter à ce traitement :
Psorinum 15 CH, 1 dose à renouveler toutes les semaines pendant 1 mois.

GANGLION

Voir **Adénopathie.**

GASTRO-ENTÉRITE ⚠

Les gastro-entérites aiguës sont aujourd'hui de plus en plus fréquentes, particulièrement l'hiver. D'origine virale, leur évolution est en général bénigne, mais les symptômes – fièvre, nausées, vomissements, diarrhées et douleurs abdominales – sont d'autant plus pénibles qu'ils rendent difficiles les prises de médicaments classiques : sirop, suppositoires. Les médicaments homéopathiques seront bien acceptés et rapidement efficaces. Au moindre doute concernant le diagnostic ou si les symptômes durent au-delà de 48 heures, il faudra consulter.

Ce qu'il est possible de faire en attendant de consulter
Donner :
Arsenicum album 15 CH, une dose à renouveler 8 heures après.

Si la diarrhée comine, ajouter :
China rubra 9 CH et
Podophyllum 9 CH, 5 granules de chaque en alternance toutes les heures.

Si les vomissements et les nausées dominent, donner :
Ipeca 9 CH et
Nux vomica 5 CH, 5 granules de chaque en alternance toutes les heures.

Voir aussi **Diarrhée aiguë du nourrisson.**

GELSEMIUM SEMPERVIRENS

Origine
Le jasmin de Caroline ou faux jasmin de Virginie.

Symptômes caractéristiques
• Fièvre avec céphalée et sensation d'abrutissement.
• Anxiété d'anticipation, tremblement.

Utilisation chez l'enfant
• Grippe.
• Trac.
• Insomnie d'endormissement avec trac.

GINGIVITE

Il faut vérifier l'hygiène dentaire et consulter le dentiste à la recherche d'un foyer infectieux.

Ce qu'il est possible de faire en attendant de consulter
Faire des bains de bouche avec :
Calendula officinalis TM, 30 gouttes dans un demi-verre d'eau bouillie, 3 fois par jour, et donner
Mercurius solubilis 9 CH, 5 granules 3 fois par jour.

GOUTTES

Voir **L'homéopathie en bref** page 13.

GRAPHITES

Origine
La plombagine, mine de plomb.

Symptômes caractéristiques
• Lésions fissurées et suintantes des plis.
• Constipation, flatulence avec hémorroïdes.
• Ralentissement mental et génital.

Utilisation chez l'enfant
• Eczéma suintant des plis, surtout, chez les enfants, derrière les oreilles.
• Verrues autour des ongles.
• Entérocolite chronique avec constipation et hémorroïdes.

GRINCEMENT DE DENTS

Grincement des dents la nuit :
Cina 15 CH et
Kalium bromatum 9 CH, 5 granules de chaque au coucher.

Il faut consulter le dentiste pour vérifier que ce grincement n'abîme pas les dents.

Le tuyau

Chez l'enfant, il faut systématiquement donner un vermifuge (***Fluvermal*** ® ou ***Povanyl*** **®,** demandez conseil à votre pharmacien).

GRIPPE

Le diagnostic de grippe est facile à faire en période d'épidémie, avec une notion de contagion évidente. Mais attention, toute fièvre élevée et brutale n'est pas forcément une grippe et seul un examen clinique attentif par le médecin éliminera les autres diagnostics : infections pulmonaire, urinaire ou simplement O.R.L.

Ce qu'il faut observer

• La fièvre est-elle élevée ?
• Son installation est-elle brutale ou progressive ?
• Quelle est le caractère de la fièvre : en pic, en plateau, oscillante ?
• Existe-t-il des douleurs ou des sensations : douleurs, courbatures ? À quels endroits ?
• Existe-t-il des frissons ? De la soif ? Des sueurs ?
• Existe-t-il des modifications du comportement ? Agitation, abattement, cauchemars ?

Ce qu'il est possible de faire en attendant de consulter

Dès les premiers symptômes, donner
Oscillococcinum **®,** 1 dose 3 fois par jour pendant 2 jours, et pendant 24 heures
Paragrippe **®,** 2 comprimés à sucer toutes les heures, ou
L 52 **®,** 20 gouttes dans un peu d'eau, 4 fois par jour, ou encore un ou deux médicaments de syndromes grippaux suivants pris en alternance toutes les heures en 9 CH 5 granules.

La fièvre est au premier plan

Aconitum napellus 9 CH, 5 granules toutes les 2 heures.

La douleur domine

Courbatures du dos et des jambes, besoin de changer de position à cause des douleurs :
Rhus toxicodendron 9 CH, 5 granules toutes les 2 heures.

Douleur intense dans les os, dans la tête, les globes oculaires sont très sensibles :
Eupatorium perfoliatum 9 CH, 5 granules toutes les 2 heures.

Prostration et abattement très importants, douleur à la tête, lourdeur, raideur de la nuque, absence de soif malgré la fièvre :
Gelsemium sempervirens 9 CH, 5 granules toutes les 2 heures.

Le tuyau

Donner en prévention, de novembre à mars :
Oscillococcinum **®,** 1 dose 1 fois par semaine.

HALEINE

Si l'enfant a mauvaise haleine, les causes peuvent être variées.

Mauvaise haleine d'origine stomacale, donner :
Nux vomica 5 CH, 5 granules avant les repas.

Mauvaise haleine d'origine buccale, donner :
Mercurius solubilis 5 CH, 5 granules 2 fois par jour.

Une consultation chez le dentiste s'impose.

HANCHE (rhume de hanche) ⚠

Attention, des douleurs aiguës de la hanche – coxites, en particulier chez l'enfant, rhume de hanche – doivent vous amener à consulter rapidement votre médecin pour un diagnostic précis et un traitement. Le repos et les anti-inflammatoires seront, en général, nécessaires, des médicaments homéopathiques seront ajoutés :

Bryonia alba 9 CH et

Drosera 9 CH, 5 granules de chaque matin et soir pendant 1 mois.

HAUTEURS DE DILUTIONS

Voir **L'homéopathie en bref** page 12.

HEKLA LAVA

Origine

La lave du mont Hekla (Islande).

Symptôme caractéristique

- Formation d'excroissances osseuses.

Utilisation chez l'enfant

- Épine calcanéenne, douleur du talon.

HÉMORROÏDES

Les hémorroïdes peuvent survenir chez l'enfant, la cause majeure étant une constipation opiniâtre. Il faut consulter pour un examen qui confirmera le diagnostic et traiter la constipation. Attention, tout saignement n'est pas synonyme d'hémorroïdes.

Ce qu'il est possible de faire en attendant de consulter

Donner :

Arnica montana 9 CH, 5 granules matin et soir, et

Pommade Aesculus composé ou la pommade ***Avenoc ®,*** ainsi que

Nux vomica 5 CH, 5 granules 4 fois par jour, et

Aesculus composé, 5 granules dans 1/2 verre d'eau toutes les 2 heures.

HEPAR SULFUR

Origine

Le foie de soufre calcaire. C'est un mélange de soufre et de calcaire d'huître.

Symptômes caractéristiques

- Hyperesthésie, intolérance au moindre toucher.
- Douleur comme une épine, une écharde.
- Sécrétion purulente.

Utilisation chez l'enfant

- Laryngite aiguë.

Les basses dilutions 5 CH favorisent la formation et l'évacuation du pus. Elles ne peuvent donc être utilisées que lorsque la lésion est ouverte et que le pus peut s'évacuer, par exemple un abcès ouvert. Les hautes dilutions 15 ou 30 CH tarissent et résorbent la formation de pus, on les utilisera donc préférentiellement quand il faut stopper une suppuration dans un foyer fermé : sinus, oreille interne, abcès dentaire.

HERNIE ⚠

La découverte d'une hernie chez un nouveau-né ou un enfant conduit systématiquement à une intervention chirurgicale simple et sans complication.
Donner après l'intervention :
Calcarea fluorica 9 CH, 5 granules par jour pendant 1 mois.

HERPÈS ⚠

La primo-infection herpétique de l'enfant

Le premier contact avec le virus de l'herpès peut se traduire chez l'enfant par une infection très importante au niveau de la bouche et de la gorge, avec de très nombreuses vésicules. S'il y a une fièvre élevée avec des ganglions et une atteinte de l'état général, l'enfant doit être vu rapidement par votre médecin.

En attendant, il faut lui donner :
Mercurius corrosivus 9 CH et
Arsenicum album 9 CH, 5 granules en alternance toutes les heures.

Herpès simple, bouton de fièvre

Dans la plupart des cas, le virus ne se manifestera que de manière récurrente par une éruption sur la lèvre. Les poussées semblent déclenchées par le soleil, la fièvre (le bouton de fièvre) ou le stress. Chaque poussée démarre d'abord par un œdème piquant, puis viennent la ou les vésicules, et enfin les croûtes. Un traitement homéopathique de fond permettra de limiter, dans un premier temps l'intensité des crises, puis d'espacer et de faire disparaître les poussées.

Ce qu'il est possible de faire en attendant de consulter

Dès les premiers symptômes, œdème avec sensation de piqûre, donner :
Apis mellifica 15 CH, 5 granules à répéter 4 fois pendant les 12 premières heures, puis
Rhus toxicodendron 15 CH, 1 dose à répéter 6 heures après, et localement
Labiacalm ®, 1 application toutes les 6 heures jusqu'à amélioration.

HISTOIRE DE L'HOMÉOPATHIE

Voir **L'homéopathie en bref** page 10.

HOMÉOPATHIE

Voir **L'homéopathie en bref** page 14.

HOQUET

Nourrisson

Donner :
Nux vomica 5 CH et
Cuprum metallicum 9 CH, 5 granules de chaque, par jour.
Vous devez consulter votre médecin au bout de 2 jours si le hoquet persiste.

Enfants

S'il s'agit d'un glouton qui mange trop vite, donner :
Nux vomica 5 CH, 5 granules avant les repas.

S'il s'agit d'un enfant trop nerveux, donner :
Ignatia amara 15 CH, 5 granules avant les repas.

Après une intervention chirurgicale abdominale (hernie, appendicite...) :
Hyoscyamus niger 15 CH, 1 dose 3 jours de suite.

HURA BRASILIENSIS

Origine
L'assacou (arbre d'Amérique du Sud).

Symptômes caractéristiques
• Irruptions et inflammations anales.

Utilisation chez l'enfant
• Hémorroïdes, irritation et irruptions péri-anales.

HYDRASTIS CANADENSIS

Origine
L'hydrastis, plante originaire du Canada.

Symptômes caractéristiques
• Sécrétions jaunes, épaisses, visqueuses.
• Nausées, constipation.
• Amaigrissement.

Utilisation chez l'enfant
• Rhinite, sinusite.
• Aphtes.
• Insuffisance hépatique avec constipation.

HYOSCYAMUS NIGER

Origine
La jusquiame.

Symptômes caractéristiques
• Tremblements, spasmes musculaires.
• Délire verbal, provocation.
• Aggravation au moment du coucher et la nuit.
• Sécheresse des muqueuses.

Utilisation chez l'enfant
• Agitation au coucher.
• Comportement violent, jaloux.
• Toux ou crise d'asthme au coucher.
• Hoquet, en particulier après des interventions chirurgicales.

HYPERICUM PERFORATUM

Origine
Le millepertuis.

Symptômes caractéristiques
• Névralgies aiguës remontant le long du nerf.

Utilisation chez l'enfant
• Névralgies dentaires.
• Traumatisme.
• Entorse.
• Zona.

I • J • K • L • M •

IGNATIA AMARA

Origine
La fève de Saint-Ignace.

Symptômes caractéristiques
• Tous les symptômes sont déclenchés ou aggravés par l'émotion, les odeurs, les excitants.
• Tous les symptômes sont améliorés et disparaissent par la distraction.

Utilisation chez l'enfant
Toutes les situations provoquant une émotion, ressentie comme forte, qu'elles soient heureuses ou malheureuses, peuvent être à l'origine de malaises pour lesquels on prescrira ce médicament.
• Hoquet, aérophagie.
• Coliques abdominales.
• Impression d'oppression, d'étouffement.
• Toux nerveuse.
• Spasmophilie.
• Insomnie d'endormissement.
• Troubles de l'appétit, grignotage.

IMPÉTIGO ⚠

Cette infection de la peau est due soit à des streptocoques, soit à des staphylocoques. Elle se situe le plus souvent sur le visage, en particulier autour des lèvres ou au menton. Elle débute par quelques petites vésicules qui, très vite, forment une plaque croûteuse d'où sort un liquide jaunâtre purulent. Le prurit entraîne grattage et donc contamination et extension. Si la plaque s'étend, il faut consulter rapidement, car un traitement antibiotique sera nécessaire.

Ce qu'il est possible de faire en attendant de consulter
Procéder à une désinfection locale, une désinfection des mains et une désinfection du linge de toilette.

Donner :
Hepar sulfur 15 CH, 1 dose, ainsi que de
Mezereum 9 CH et
Graphites 15 CH, 5 granules de chaque 3 fois par jour pendant 3 jours.

La prévention des récidives de l'impétigo passe d'abord par une révision de l'hygiène de l'enfant et souvent par un traitement de fond homéopathique, le plus souvent :
Antimonium crudum 9 CH, 5 granules par jour pendant 3 mois.

IMPRÉGNATION

Voir **L'homéopathie en bref** page 13.

INDIGESTION

La traditionnelle indigestion à la suite d'un excès de bonbons ou de sucreries se traduit par le mal au ventre, le ballonnement et les vomissements. Une petite diète s'impose.

Donner :
Antimonium crudum 9 CH et
Nux vomica 9 CH, 5 granules de chaque toutes les 2 heures pendant 1 journée.

Si les troubles persistent, il faut consulter.

INDIGNATION

Voir **Comportement.**

INFLUENZINUM

Origine

Fabriqué à partir du vaccin antigrippal.

Les indications d'un médicament homéopathique se fondent sur les troubles que provoque la substance de base. Le vaccin antigrippal peut provoquer fatigue, réaction pseudo-grippale ou entraîner une plus grande fragilité aux infections hivernales, y compris la grippe. Son utilisation est donc fondée sur ce principe : toutes les situations évoquant les incidents ou réactions consécutives à la vaccination antigrippale.
C'est surtout ce caractère préventif d'***Influenzinum*** sur les syndromes grippaux et sur les affections O.R.L. qui en fait un médicament indispensable pour les médecins homéopathes. C'est sans doute ce qui l'a fait qualifier par certains de « vaccin homéopathique ». C'est un abus de langage : il n'y a pas, par définition, de vaccination homéopathique.

Utilisation chez l'enfant

• Fatigue après une vaccination antigrippale ou après un épisode grippal.
• Enfant fragile, sujet à de nombreux épisodes viraux d'allure grippale.

INSECTES

Traitement des piqûres d'insectes

S'il y a un œdème avec démangeaison, donner :
Apis mellifica 15 CH et
Poumon histamine 15 CH, 5 granules de chaque 3 fois par jour.
S'il y a une inflammation du point de piqûre, désinfecter, mettre sur la lésion ***Homéoplasmine*** ® et donner :
Ledum palustre 9 CH et
Tarentula cubensis 9 CH, 5 granules de chaque 3 fois par jour.

En prévention des piqûres d'insectes pendant les vacances

Donner pendant la période exposée :
Ledum palustre 5 CH, 5 granules le matin, et
Poumon histamine 15 CH, 5 granules le soir.

Attention, le traitement homéopathique ne dispense pas des traitements prophylactiques spécifiques du paludisme, lors des voyages dans des pays infestés.

INSOLATION ⚠

La sagesse consiste, bien sûr, à être préventif en évitant que l'enfant s'expose au soleil trop fort, en particulier entre midi et 16 heures. L'obliger à mettre un chapeau et lui donner à boire suffisamment. L'insolation peut se traduire par une fièvre, des maux de tête et parfois des vomissements. Les symptômes apparaissent en fin de journée. S'il s'agit d'un nourrisson, il faut demander l'avis d'un médecin.

Ce qu'il est possible de faire en attendant de consulter

Il faut donner à boire à l'enfant, le rafraîchir, le déshabiller dans une pièce fraîche en appliquant des compresses fraîches sur le front et la nuque et lui donner :
Belladonna 9 CH, 5 granules toutes les heures.
S'il y a de la fièvre ou une modification du comportement – agitation ou au

contraire abrutissement – il faut consulter un médecin et, en attendant, donner :
Aconitum napellus 15 CH, 5 granules à renouveler 3 fois en 2 heures, si le visage est très rouge, sans sueur, avec agitation, ou
Gelsemium sempervirens 15 CH, 5 granules à renouveler 3 fois en 2 heures, si le visage rouge est couvert de sueur, avec abrutissement et tête très lourde.

INSOMNIE

Il est impossible de regrouper dans une même rubrique des troubles aussi variés que les pleurs du nourrisson ou les difficultés d'endormissement d'un préadolescent. Leurs origines et leurs traitements sont très différents, c'est pourquoi nous avons préféré nous centrer sur quelques situations les plus fréquentes et faciles à identifier.

Les pleurs du nourrisson

Le nouveau-né dort, calme ou agité, près de 18 heures par jour et les périodes d'éveils calmes sont rares. Hélas pour les parents, le nourrisson ne semble pas faire la différence entre le jour et la nuit. Petit à petit, le rythme s'inverse et le sommeil de nuit représente plus de 80 % vers l'âge de 1 an.
Cette évolution est souvent marquée, entre 4 et 10 semaines, par une période de pleurs en fin d'après-midi ou début de soirée. Les familles parlent souvent du « cafard du soir ». Le bébé pleure, s'agite et rien ne semble le calmer. L'heure du prochain repas est encore loin. Cette étape précède en général l'installation du sommeil de nuit : l'enfant, enfin, fait ou va faire ses nuits...

Il faut laisser l'enfant dans le calme, le bercer et surtout se rassurer soi-même. Notre propre inquiétude ou agacement ne fait qu'entretenir l'agitation de l'enfant. Aucun traitement ne semble à lui seul décisif.

On peut donner toutefois :
Lycopodium 9 CH, 5 granules vers 16 heures, et
Chamomilla 15 CH, 5 granules au moment des pleurs.

Les poussées dentaires

Voir **Dent.**

Le réveil nocturne du jeune enfant entre 1 et 4 ans

Parfois, il peut simplement être dû à un trouble digestif, un embarras gastrique ou au contraire une fringale.

Lui donner :
Nux vomica 9 CH, 5 granules au coucher.

Si le nourrisson est vite rassasié le soir, a faim la nuit et que ballonnement et gaz complètent le tableau, donner :
Lycopodium 9 CH, 5 granules au coucher.

Le plus souvent, ce réveil au milieu de la nuit, à 1 heure ou 2 heures du matin, conduit l'enfant à appeler ses parents ou à rejoindre leur chambre. L'enfant semble très anxieux et n'est rassuré qu'en présence de l'un d'eux. Il s'agit d'une angoisse réelle, d'une peur de la nuit, de l'arrêt du jour, de l'activité, du sommeil des parents. Il faut donc être patient et rassurer l'enfant, laisser un peu de lumière, donc un petit peu de vie.
Donner :
Arsenicum album 15 CH, 5 granules le soir vers 18 heures, et
Stramonium 15 CH, 5 granules au coucher.

Les difficultés à se coucher du jeune enfant entre 1 et 4 ans
La peur du noir, la séparation, la peur des cauchemars sont autant de difficultés qui rendent la soirée parfois difficile pour l'enfant et ses parents. L'enfant doit apprendre à s'endormir tout seul, sans la présence de ses parents. Bien sûr, les rituels (lavage des dents, histoires, câlins) sont importants et, surtout, il faut proscrire tous les somnifères ou sédatifs. Le traitement homéopathique sans effets secondaires ou accoutumance est rapidement efficace.

Donner :
Quiétude sirop ®, 1 mesure matin et soir pendant 15 jours.

Ajouter au coucher pendant une semaine 5 granules de :
Chamomilla 15 CH, si l'enfant est coléreux et veut être pris dans les bras ;

Ignatia 9 CH, s'il est hyperexcité, pleure et rit pour un rien, à la suite d'émotion, d'agitation ;

Pulsatilla 15 CH, s'il ne veut pas quitter ses parents le soir, a peur d'être abandonné, d'être laissé seul.

Il faut consulter le médecin
• si l'insomnie dure depuis plus d'une semaine ;
• s'il y a eu un événement « traumatisant pour l'enfant » ;
• si l'insomnie est inhabituelle et évoque une maladie ou un problème organique.

Les difficultés d'endormissement du grand enfant
Elles peuvent être occasionnelles et toujours liées aux mêmes circonstances.

Donner 5 granules au coucher des médicaments suivants, jusqu'à amélioration :
Gelsemium sempervirens 9 CH s'il a peur des cauchemars, de la nuit ;

Hyoscyamus niger 15 CH s'il y a une envie de dormir qui disparaît dès le couchage chez un enfant agité, avec souvent des problèmes de jalousie ;

Ignatia amara 9 CH si un excès d'émotions heureuses ou malheureuses empêchent le sommeil ;

Arnica montana 15 CH si, après le sport, l'enfant a trop chaud, le lit lui semble trop dur ;

Kalium phosphoricum 9 CH s'il y a trop de travail, d'efforts intellectuels, mal de tête et mauvaise humeur.

Il faut consulter le médecin
• si l'insomnie dure depuis plus d'une semaine ;
• s'il y a eu un événement « traumatisant pour l'enfant » ;
• s'il y a aussi des réveils nocturnes.

INTERTRIGO

Il s'agit d'une inflammation de la peau au niveau des plis des articulations, fréquente chez les enfants bien potelés. Elle est due à une macération humide avec des microbes ou des champignons.

Faire une toilette soignée de l'enfant, surtout bien sécher la peau après, mettre une crème au ***Calendula*** et donner :
Graphites 15 CH, 5 granules 3 fois par jour pendant 5 jours.

Les lésions doivent être guéries en 5 jours, sinon il faut consulter votre médecin.

INTOXICATION ⚠

En cas d'intoxication alimentaire, il faut consulter très rapidement un médecin. En attendant, donner à l'enfant :
Arsenicum album 15 CH, 1 dose à renouveler 4 heures après.

INTRADERMORÉACTION

Voir **Tests tuberculiniques.**

IPECA

Origine
L'ipecacuanha de Matto Grosso.

Symptômes caractéristiques
• Nausées persistantes avec vomissements qui ne soulagent pas, la langue étant propre.
• Salivation excessive.
• Toux spasmodique avec suffocation et encombrement trachéo-bronchique.

Utilisation chez l'enfant
• Rhinopharyngite avec toux continuelle spasmodique.
• Crise d'asthme avec toux et encombrement.
• Nausées et vomissements répétés lors de gastro-entérites aiguës.

IRIS VERSICOLOR

Origine
Le glaïeul bleu.

Symptômes caractéristiques
• Acidité du tube digestif, reflux acide.
• Migraines souvent périodiques, en fin de semaine par exemple.

Utilisation chez l'enfant
• Migraine avec nausée et acidité.

JALOUSIE

Voir **Comportement.**

KALIUM BICHROMICUM

Origine
Le bichromate de potassium.

Symptômes caractéristiques
• Inflammation des muqueuses avec formation d'ulcérations à bords irréguliers et sécrétions de mucosités épaisses, jaune verdâtre.
• Douleurs localisées apparaissant et disparaissant brusquement.
• Douleurs du talon.

Utilisation chez l'enfant
• Rhinites, sinusites frontales ou maxillaires avec écoulements muco-purulents formant des bouchons.
• Toux grasse au coucher et au lever avec expectoration de glaires.
• Aphtes avec ulcérations profondes.
• Angine avec ulcérations des amygdales.

KALIUM BROMATUM

Origine
Le bromure de potassium.

Symptômes caractéristiques
• Agitation des mains.
• Cauchemars, grincements de dents, parle pendant le sommeil.
• Pustules et kystes cutanés.

Utilisation chez l'enfant
• Agitation chez des enfants anxieux.
• Somnambulisme.
• Fatigue nerveuse avec troubles de mémoire.
• Acné avec kyste.

KALIUM CARBONICUM

Origine
Le carbonate dipotassique.

Symptômes caractéristiques
• Gonflement de l'estomac avec éructation et sensation de compression de la poitrine comme refoulée vers le haut.
• Difficulté respiratoire avec une oppression, en particulier la nuit entre 2 et 4 heures.
• Douleurs articulaires et sensation de faiblesse, d'articulation « qui lâche ».

Utilisation chez l'enfant
• Aérophagie, hernie hiatale.
• Crise d'asthme entre 2 et 4 heures du matin.

KALIUM IODATUM

Origine
Le iodure de potassium.

Symptômes caractéristiques
• Irritation brûlante des yeux.
• Douleurs des sinus frontaux.
• Écoulement irritant.

Utilisation chez l'enfant
• Sinusite frontale.
• Conjonctivite allergique.

KALIUM MURIATICUM

Origine
Le chlorure de potassium.

Symptôme caractéristique
• Écoulement muqueux collant, obstruant les trompes d'Eustache.

Utilisation chez l'enfant
• Otites séreuses.
• Rhinite traînante.

KALIUM PHOSPHORICUM

Origine
Le phosphate dipotassique.

Symptômes caractéristiques
• Épuisement, perte de mémoire.
• Aggravation par le travail intellectuel.

Utilisation chez l'enfant
• Céphalée des étudiants.
• Perte de mémoire, difficulté à se concentrer.

KALIUM SULFURICUM

Origine
Le sulfate dipotassique.

Symptôme caractéristique
• Écoulement jaunâtre épais, traînant.

Utilisation chez l'enfant
• Rhinite épaisse, jaune, verdâtre avec perte du goût et de l'odorat.

KORSAKOVIENNE

Voir **L'homéopathie en bref** page 12.

KREOSOTUM

Origine

La créosote officinale, produit extrait du goudron de bois après distillation.

Utilisation chez l'enfant

• Inflammation des gencives lors des premières poussées dentaires avec aphtes.

LACHESIS MUTA

Origine

Le venin du lachésis, crotale muet, c'est-à-dire un serpent sans « sonnette », que l'on rencontre au Brésil ou en Guyane, au bord des rivières.

Symptômes caractéristiques

• Hypersensibilité de contact.
• Intolérance aux vêtements serrés.
• Suffocations au moment de s'endormir.
• Alternance de dépression et d'excitation.

Utilisation chez l'enfant

• Inflammations aiguës.
• Jalousie.
• Asthme.

Ce médicament sera surtout utilisé chez un enfant agité, alternant excitation et abattement, souvent jaloux d'un frère ou d'une sœur. Plus âgé, il en veut à celui qui lui vole l'attention des parents ; plus jeune, il envie les droits du plus grand et veut, quoi qu'il arrive, l'imiter et avoir les mêmes droits. Dans tous les cas, il cherche à se mettre en avant.

LACHNANTES TINCTORIA

Origine

Le narcisse rouge.

Symptômes caractéristiques

• Raideurs cervicales avec vertiges, troubles de l'audition ou visuels.

Utilisation chez l'enfant

• Torticolis aigus.

LANGAGE

Si l'enfant prononce des sons dès l'âge de 6 mois, c'est seulement entre 18 mois et 3 ans qu'il progresse et apprend à parler. L'évolution peut être très variable d'un enfant à l'autre. Elle dépend autant du caractère de l'enfant que de son environnement. Il faut garder à l'esprit quelques règles simples et de bon sens :

• d'abord, comme pour toutes les acquisitions, il faut respecter son rythme et ne pas trop le reprendre ;
• lui parler beaucoup et avec des mots justes et variés ;
• ne pas oublier que cet âge est aussi celui de l'apprentissage de la compréhension : beaucoup d'enfants qui semblent peu bavards ont quand même développé une compréhension très étendue de notre langage ;
• après l'âge de 3 ans, la tétine ou le biberon peuvent constituer un frein au perfectionnement de la prononciation.

Toute difficulté de l'élocution ou retard de langage doit faire l'objet d'un bilan O.R.L., pour vérifier qu'il ne découle pas de problèmes d'audition, puis, plus tard, d'un bilan orthophonique

LARYNGITE AIGUË DE L'ENFANT ⚠

C'est une urgence médicale et vous devez appeler le médecin ou vous rendre aux urgences très rapidement.

Ce qu'il est possible de faire en attendant de consulter
Mettre un linge chaud et humide autour du cou de l'enfant et lui donner :
Spongia tosta 5 CH et
Sambucus nigra 5 CH, 5 granules de chaque en alternance toutes les 10 minutes.

Ces laryngites aiguës de l'enfant sont souvent récidivantes et un traitement de fond homéopathique sera nécessaire.

LEDUM PALUSTRE

Origine

Le lédon des marais.

Symptôme caractéristique

- Inflammation au point de piqûre.

Utilisation chez l'enfant

- Suite de piqûres d'insectes.

LEUCORRHÉE (pertes blanches) ⚠

Chez les petites filles, les pertes blanches, si elles sont claires et non-irritantes, ne sont pas pathologiques. Il convient simplement de rassurer la fillette, de veiller à une bonne hygiène et de lui donner : ***Pulsatilla 15 CH,*** 5 granules chaque jour pendant 10 jours.

Si ces pertes durent ou qu'elles deviennent irritantes, il faut consulter.

Ce qu'il est possible de faire en attendant de consulter
Donner :
Kreosotum 5 CH, 5 granules 3 fois par jour.

LIMITES DE L'HOMÉOPATHIE

Voir **L'homéopathie en bref** page 14.

LITHIASE (calcul) ⚠

Les lithiases (calculs) urinaires, et les coliques néphrétiques très douloureuses qui s'en suivent, ne sont pas réservées aux adultes. Elles peuvent se produire chez des enfants présentant des malformations mineures de l'arbre urinaire ou des troubles métaboliques. Dans tous les cas, un bilan et un traitement adapté devront être entrepris.

Ce qu'il est possible de faire en attendant de consulter
Donner :
Calcarea carbonica 30 CH, 1 dose à renouveler 4 heures après, et
Colocynthis 5 CH, 5 granules toutes les heures.

LYCOPODIUM

Origine

La patte de loup.

Symptômes caractéristiques

- Faim vite rassasiée.
- Ballonnement à la ceinture.
- Prurit.
- Rougeur du visage après le repas.

• Amélioration au frais.
• Aggravation entre 16 heures et 20 heures.

Utilisation chez l'enfant

• Colite.
• Vomissements acétonémiques.
• Urticaire chronique.
• Dermatose séborrhéique.
• Eczéma qui saigne facilement.
• Tics de l'enfance.
• Anorexie des enfants.

Ce médicament convient surtout à l'enfant physiquement peu développé, peu musclé, et en même temps montrant un caractère bien affirmé, souvent autoritaire, facilement leader et responsable à l'école, tyran à la maison.

MAGNESIA CARBONICA

Origine

Le carbonate de magnésium.

Symptôme caractéristique

• Acidité digestive.

Utilisation chez l'enfant

• Diarrhée des nourrissons intolérants au lait.

MAGNESIA MURIATICA

Origine

Le chlorure de magnésium.

Symptôme caractéristique

• Selles très dures et très sèches.

Utilisation chez l'enfant

• Constipation.

MAGNESIA PHOSPHORICA

Origine

Le phosphate de magnésie.

Symptômes caractéristiques

• Douleurs vives à début et fin brusques, crampes, spasmes.
• Les douleurs sont améliorées penché en avant ou par la flexion.

Utilisation chez l'enfant

• Mal de ventre spasmodique.
• Spasmophilie.

MAL DE DOS

Le mal de dos peut survenir chez un adolescent longiligne ; il faut alors consulter votre médecin pour faire un bilan.

Voir **Croissance.**

MAL DE GORGE ⚠

Tous les maux de gorges ne sont pas des angines et toutes les angines ne sont pas microbiennes. Plus de 70 % des angines sont d'origine virale et ne nécessitent pas de traitement antibiotique. La dernière convention médicale, liant en 2002 les médecins avec les caisses d'assurance maladie, stipule que les prescriptions d'antibiotiques sont trop nombreuses : elles entraînent des résistances aux antibiotiques chez les malades et elles ne sont pas dénuées de risques écologiques.
Il n'en reste pas moins que les enfants sont les plus exposés aux risques de complication des streptocoques, qu'il faut rester vigilant et demander l'avis du médecin au moindre doute. Un prélèvement simple au laboratoire ou au cabinet du méde-

cin permettra d'analyser la présence de ce streptocoque.

Ce qu'il faut observer
- L'enfant est-il fébrile ?
- Quelle est la localisation de la douleur ?
- Quel est l'aspect de la gorge : rouge, avec des points blancs, des aphtes ?
- L'enfant est-il soulagé en buvant froid ou chaud ?

Dans tous les cas, l'enfant doit être vu par le médecin dans les 36 heures pour examiner la gorge et décider de l'opportunité d'un traitement antibiotique. Des récidives fréquentes nécessitent un bilan et un traitement de terrain.

Ce qu'il est possible de faire en attendant de consulter
Dans tous les cas, donner :
***Mercurius corrosivus* 9 CH,** 5 granules 3 fois par jour.

Alterner avec 5 granules de :
***Belladonna* 9 CH,** si la gorge est rouge, sèche et douloureuse en avalant ;
***Phytolacca* 9 CH,** si la gorge est rouge, sombre surtout sur les côtés et que la douleur irradie vers les oreilles ;

***Kalium bichromicum* 9 CH,** s'il y a des ulcérations remplies de sécrétions jaunâtres (points blancs).

MAL DES TRANSPORTS

Chaque voyage en voiture est pour de nombreux enfants une épreuve, d'autant qu'aux nausées et vomissements s'ajoutent les réactions de l'entourage, sinon ses réprimandes. Pour aider l'enfant, il faut à la fois soigner les symptômes, l'appréhension ou l'excitation et parfois des troubles digestifs préexistants.

Ce qu'il faut observer
- Quelles sont les caractéristiques du malaise ?
- L'enfant est-il sujet, en dehors des voyages, à des troubles digestifs : indigestion, acétone ?
- Le voyage occasionne-t-il des modifications du comportement : agitation, peur ?

La conduite pratique
En prévention
Donner systématiquement :
***Cocculine* ®** 2 comprimés 3 fois la veille du voyage, matin, midi et soir, ou, s'il a peur d'être malade ou peur de la voiture :
***Gelsemium sempervirens* 15 CH,** 1 dose, la veille au soir et le matin du départ.

Si le voyage crée une excitation, donner :
***Ignatia amara* 15 CH,** 5 granules 1 heure avant le départ.

Ajouter enfin :
***Nux vomica* 5 CH,** 5 granules avant le dernier repas, si l'enfant est un gros mangeur ;

***Lycopodium* 9 CH,** 5 granules avant le repas, si l'enfant a un terrain hépatique avec des crises d'acétone.

Pendant le voyage
Donner :
***Cocculine* ®,** 2 comprimés toutes les heures.

MAL DE TÊTE

L'enfant peut se plaindre de mal de tête, soit occasionnellement lors d'un embarras digestif, soit à la suite d'une journée fatigante ou pleine d'émotions.

Si des maux de tête se produisent très fréquemment et en dehors de ces circonstances, il faut rechercher une autre cause et d'abord envisager l'hypothèse d'un trouble de la vue (en consultant un ophtalmologiste) ou d'un problème O.R.L. infectieux.

Il faut consulter en urgence si l'enfant a de la fièvre, une éruption ou des vomissements.
Il faut consulter rapidement si le mal de tête est inhabituel ou durable.

Hormis ces circonstances, vous pouvez donner :
***Belladonna* 9 CH,** 5 granules à répéter 1 heure après, si l'enfant se plaint de maux de tête après une exposition au soleil ;

***Kalium phosphoricum* 9 CH,** 5 granules à répéter 1 heure après, si l'enfant se plaint de maux de tête, le soir après l'école ;

***Arnica montana* 9 CH,** 5 granules à répéter 1 heure après, si l'enfant se plaint de maux de tête après le sport ;

***Arnica montana* 9 CH** et
***Ruta graveolens* 5 CH,** 5 granules de chaque à répéter 1 heure après, si l'enfant se plaint de maux de tête après une séance d'orthoptiste ;

***Nux vomica* 9 CH,** 5 granules à répéter 1 heure après, si l'enfant se plaint de maux de tête après des excès alimentaires ;

***Bryonia alba* 9 CH,** 5 granules à répéter 1 heure après, si l'enfant est constipé.

MANGANUM METALLICUM

Origine
Le manganèse.

Symptômes caractéristiques
- Inflammation du larynx avec toux sèche.
- Sensation d'épuisement, veut rester au lit.
- Tremblements.

Utilisation chez l'enfant
- Laryngite avec mucosités abondantes et besoin continuel de se racler la gorge.
- Toux sèche et fatigue à la suite d'une grippe ou d'une bronchite.

MASTURBATION

Les parents s'inquiètent souvent de la propension de leur enfant à se caresser, à se toucher. Les jeunes enfants le font sans gêne au vu de l'entourage et y trouvent un plaisir évident. Il ne faut surtout pas les punir, la pudeur n'étant pas une attitude encore acquise chez l'enfant.

Si le comportement de l'enfant devient excessif ou s'il semble dû à une irritation locale, on peut lui donner :
***Staphysagria* 15 CH,** 5 granules pendant 10 jours, matin et soir.

MÉDECIN HOMÉOPATHE

Voir **L'homéopathie en bref** page 15.

MEDORRHINUM

Origine
Biothérapique préparé à partir des sécrétions urétrales d'une blennorragie.

Symptômes caractéristiques
- Sécrétion O.R.L. chronique.
- Agitation physique.
- Amélioration au bord de la mer.

Utilisation chez l'enfant

- Énurésie (pipi au lit).
- Rhinopharyngites chroniques avec un écoulement nasal postérieur chronique.
- Asthme amélioré au bord de la mer.
- Érythème fessier.
- Verrues, en particulier les « molluscums » (petites verrues multiples).
- Troubles du sommeil de l'enfant.

Ce médicament convient particulièrement à des enfants au comportement agité, précipité. Il a souvent été remarqué qu'ils dorment plutôt sur le ventre, les fesses relevées.

MÉMOIRE

La mémoire est, à juste titre, réputée pour être immense, et son apprentissage, par les jeunes enfants, fait l'admiration des adultes. Il n'empêche que, plus tard, à l'école, certains enfants (ou leurs parents) signalent une difficulté à apprendre ou retenir. En réalité, ce n'est pas la mémoire de ces enfants qui est en cause, mais leur confiance en eux ou leur capacité à se concentrer.
Comme pour les difficultés d'apprentissage du langage, avant de rechercher une difficulté d'ordre psychosocial, il faut d'abord vérifier que l'enfant n'a pas de problème de vue ou d'audition.

En attendant, on peut lui donner :
***Kalium phosphoricum* 9 CH,** 5 granules matin et soir, s'il est fatigué et qu'il a du mal à se concentrer, ou
***Kalium bromatum* 9 CH,** 5 granules matin et soir, s'il manque de confiance en lui et qu'il est agité , ou encore
***Anacardium* 15 CH,** 5 granules chaque matin, s'il est très irritable et que son état ne s'améliore que lorsqu'il a mangé.

MERCURIUS CORROSIVUS

Origine

Le chlorure mercurique.

Symptôme caractéristique

- Ulcération des muqueuses O.R.L., urogénitales et digestives avec saignement, douleur brûlante intense.

Utilisation chez l'enfant

- Angine très douloureuse avec ganglions.
- Gingivites, aphtes.
- Diarrhée infectieuse.

MERCURIUS CYANATUS

Origine

Le cyanure de mercure.

Symptômes caractéristiques

- Inflammation aiguë de la gorge avec formation de sécrétions blanchâtres et atteinte très importante de l'état général, fièvre, prostration.

Utilisation chez l'enfant

- Angine très forte avec fièvre élevée.

MERCURIUS DULCIS

Origine

Le calomel.

Symptôme caractéristique

- Inflammation de l'oreille moyenne.

Utilisation chez l'enfant

- Otite séreuse.

MERCURIUS SOLUBILIS

Origine

Le mercure soluble est une formule mise au point par Hahnemann et qui contient 85 % de mercure.

Symptômes caractéristiques

- Frissons à fleur de peau.
- Brûlure.
- Transpiration grasse, surtout la nuit.
- Sécrétions muco-purulentes, corrosives.

Utilisation chez l'enfant

- Rhinopharyngites muco-purulentes.
- Gingivites.
- Aphtes.
- Pyorrhée dentaire.
- Angines, pharyngites.
- Difficultés scolaires.
- Instabilité caractérielle.
- Tremblement des extrémités.

Ce médicament convient particulièrement à des enfants instables ayant de réelles difficultés de concentration et de mémoire. Les difficultés scolaires sont fréquentes, aggravées encore par un absentéisme dû à de nombreuses infections rhinopharyngées.

MEZEREUM

Origine

Le daphne mezereum ou « bois-gentil ».

Symptômes caractéristiques

- Douleur de la face et du nez.
- Inflammation des muqueuses, des sinus maxillaires avec sécrétions sanglantes.
- Éruption de vésicules, suivie de croûtes.
- Démangeaisons violentes changeant de place après le grattage.

Utilisation chez l'enfant

- Sinusites maxillaires.
- Croûtes avec pus en dessous, impétigo.
- Fin des herpès, zona, varicelle.
- Démangeaisons (névrodermite) aggravées la nuit.

MOLLUSCUM

Les molluscum contagiosum sont des verrues multiples d'origine virale. L'aspect évoque un petit bouton en relief. Elles peuvent se situer sur toutes les parties du corps mais préférentiellement sur les jambes et les fesses. Très courantes chez l'enfant qui fréquente les piscines.

Donner :
Vaccinotoxinum 15 CH, 1 dose à renouveler 8 jours après,
Medorrhinum 15 CH, 1 dose le lendemain, à renouveler 8 jours après, ainsi que
Nitricum acidum 9 CH et
Dulcamara 9 CH, 5 granules de chaque matin et soir, pendant 2 mois.
Si les molluscum persistent, consulter un dermatologue.

MONONUCLÉOSE ⚠

C'est une maladie virale qui doit être évoquée devant le tableau suivant : une angine très forte avec des ganglions nombreux, une fièvre élevée et surtout une fatigue intense. Le diagnostic est confirmé par la prise de sang.
Devant cette angine violente il faut bien sûr consulter pour confirmer le diagnostic. Les antibiotiques ne sont pas nécessaires et même contre-indiqués pour certains. Des antipyrétiques et antalgiques soulagent l'enfant.

Il faut ajouter, pour écourter l'évolution :
Ailanthus glandulosa 5 CH et
Mercurius corrosivus 9 CH, 5 granules en alternance toutes les heures, pendant 4 jours.

Durant la convalescence, souvent longue et marquée par une grande fatigue, donner :
China rubra 9 CH et
Kalium phosphoricum 9 CH, 5 granules de chaque 2 fois par jour, ainsi que
Baryta iodata 9 CH, 5 granules par jour pendant 10 jours.

MOUSTIQUE

Voir **Piqûres.**

MUGUET

C'est une atteinte de la muqueuse de la bouche due à des levures (candida albicans) fréquente chez le nourrisson, à la suite de traitement antibiotique ou lors des poussées dentaires.

Le traitement utilise des antifongiques locaux et, pour soulager rapidement les douleurs,
Borax 9 CH, 5 granules 4 fois par jour jusqu'à amélioration.

La récidive nécessite un traitement de terrain.

MYCOSE

Dans tous les cas, il faudra utiliser un traitement antifongique, local s'il s'agit d'une mycose cutanée, et par voie générale s'il s'agit d'une mycose digestive.

Il faut ajouter matin et soir 5 granules des médicaments suivants :
Helonias 5 CH et
Kreosotum 5 CH, en cas de mycose vulvaire de la petite fille ;

Borax 9 CH, en cas de mycose de la bouche (voir **Muguet**) ;

Graphites 15 CH, en cas de mycose cutanée des plis avec lésions suintantes ;

Arsenicum iodatum 9 CH, en cas de mycose cutanée sèche avec prurit ;

Antimonium crudum 9 CH, en cas de mycose des ongles épaissis.

La tendance aux mycoses peut être soignée par un traitement homéopathique de terrain.

• N • O • P • Q • R •

NATRUM CARBONICUM

Origine
Le carbonate de sodium monohydraté.

Symptômes caractéristiques
- Pesanteur d'estomac après les repas.
- Diarrhée aggravée par le lait.
- Mucosités dans l'arrière-gorge provoquant un raclement permanent.
- Prurit.
- Entorse récidivante des chevilles.
- Fatigue intellectuelle avec mal de tête.

Utilisation chez l'enfant
- Entorses à répétition.
- Épuisement à la chaleur.
- Mal de tête après travail intellectuel.
- Insolation.

NATRUM MURIATICUM

Origine
Le sel de mer, c'est-à-dire essentiellement du chlorure de sodium.

Symptômes caractéristiques
- Fourmillements des extrémités.
- Spasmophilie.
- Affection périodique dermatologique ou O.R.L.
- Soif, désir de sel.
- Troubles de l'appétit, manque d'appétit ou, au contraire, boulimie.
- Aggravation à 10 h (fringale, coup de fatigue) au soleil, au bord de mer.

Utilisation chez l'enfant
- Convalescence des maladies infectieuses et amaigrissement.
- Fatigue liée à la croissance.
- Constipation avec selles sèches.
- Herpès labial récidivant.
- Urticaire au soleil et à l'effort.
- Acné du front sur une peau grasse.
- Eczéma sec des plis.
- Asthme.
- Rhinite traînante muqueuse.

Ce médicament trouve son indication surtout chez les enfants ou les adolescents plutôt longilignes, marqués par une maigreur du haut du corps. Émotifs, sensibles, ils peuvent avoir un tempérament introverti. Indépendants, avec une intelligence très vive, ils n'aiment pas beaucoup qu'on les contraigne, ils se renferment alors rapidement, refusent de communiquer et toute tentative de consolation est vaine.

NATRUM SULFURICUM

Origine
Le sulfate de sodium.

Symptômes caractéristiques
- Expectorations O.R.L. ou bronchiques abondantes.
- Diarrhée liquide le matin, juste après le petit déjeuner.
- Desquamation au niveau des pieds ou des mains, la peau s'en va par grands lambeaux.
- Tous les symptômes sont aggravés, apparaissent ou réapparaissent à l'humidité.

Utilisation chez l'enfant
- Affections O.R.L. ou respiratoires chroniques.
- Colite chronique.
- Dyshidrose des mains et des pieds.
- Suite de traumatisme crânien.

NAUPATHIE

Voir **Mal des transports.**

NITRICUM ACIDUM

Origine

L'acide nitrique.

Symptômes caractéristiques

• Coupures ou fissures nettes, ulcération à contour net et saignante.
• Douleurs piquantes comme des échardes, aggravées par le froid et le toucher.
• Formation de polypes saignant facilement.
• Aspect jaune de la peau.

Utilisation chez l'enfant

• Aphtes avec douleurs d'échardes.
• Fissures anales.
• Verrues jaunes.

NOIR (peurs du)

Peur du noir, cauchemars :
Stramonium 15 CH, 5 granules au coucher.
Peur de la nuit :
Arsenicum album 15 CH, 5 granules au coucher.

NUTRITION

Voir **Alimentation.**

NUX VOMICA

Origine

La noix vomique, la graine du vomiquier.

Symptômes caractéristiques

• Hypersensibilité au froid, au bruit.
• Douleurs d'estomac 2 heures après les repas.
• Somnolence après les repas.
• Aggravation le matin au réveil.
• Amélioration par un court sommeil.

Utilisation chez l'enfant

• Les indigestions, les suites de repas ou de fêtes.
• Les constipations avec faux besoins.
• Les hémorroïdes.
• L'acidité gastrique.
• Le rhume des foins ou le rhume à son début avec éternuements, nez bouché et frissons.
• Les syndromes grippaux.
• Réveil nocturne vers 3 heures.

Ce médicament convient particulièrement à des enfants grognons, impatients, coléreux ; leur nervosité se traduit aussi par des spasmes digestifs : coliques, hoquet, acidité, reflux, constipation. Les nourrissons sont particulièrement sensibles à ce médicament.

OBÉSITÉ

Voir **Poids.**

ŒDÈME DE QUINCKE ⚠

Cet œdème est une manifestation suraiguë allergique qui atteint le visage, avec d'abord des picotements, puis une rougeur, enfin un gonflement des paupières, puis des lèvres et parfois de la gorge.
Cet accident très dangereux intervient en général à la suite immédiate de l'ingestion d'un aliment et l'enfant doit être vu en

urgence dans un service hospitalier ou par un médecin urgentiste compétent. En effet, si l'œdème gagne la gorge, il y a un risque réel d'étouffement et de choc allergique ; cortisone et adrénaline sont nécessaires.
Un bilan allergologique sera fait pour déterminer l'aliment responsable – lait, œuf, arachide, kiwi par exemple – et le spécialiste conseillera aux parents une trousse d'urgence pour intervenir rapidement.

Lors du premier épisode et en se rendant aux urgences, donner à l'enfant :
Apis mellifica 15 CH, 5 granules toutes les 5 minutes sous la langue.

ONGLES

Faire le traitement suivant pendant 2 mois :
Thuya occidentalis 9 CH, 5 granules 3 fois par semaine, pour les ongles cassants, friables ;

Antimonium crudum 9 CH, 5 granules 2 fois par jour, pour les ongles durs et épaissis ;

Fluoricum acidum 9 CH, 5 granules 2 fois par jour, pour les ongles striés ;

Graphites 9 CH, 5 granules 2 fois par jour, pour les ongles déformés ;

Silicea 9 CH, 5 granules par jour pour les ongles avec des taches blanches.

OPIUM

Origine
Le pavot somnifère.

Symptômes caractéristiques
- Obnubilation, abrutissement.
- Constipation par atonie.

Utilisation chez l'enfant
- Reprise du transit après intervention chirurgicale.
- Constipation avec des selles très sèches.

OREILLONS ⚠

Même s'ils sont rares depuis qu'une vaccination systématique est de mise, il faut tout de même y penser devant le gonflement caractéristique des glandes salivaires et la « tête en poire ». Il faudra toujours consulter pour confirmer le diagnostic et traiter d'éventuelles complications. Rappelons que la redoutée orchite ne peut intervenir qu'après la puberté.

En attendant de voir le médecin, donner :
Hepar sulfur 15 CH, 1 dose dès les premiers symptômes à renouveler 12 heures après, et
Mercurius solubilis 9 CH, 5 granules 3 fois par jour pendant 8 jours.

ORGELET ⚠

Ce petit furoncle de la paupière doit être traité rapidement. Le médecin prescrit des antibiotiques localement (collyre ou pommade).

Vous pouvez donner en plus :
Hepar sulfur 15 CH, 1 dose à renouveler 3 fois à 12 heures d'intervalle, et
Staphysagria 15 CH, 5 granules 4 fois par jour.

Pour les orgelets récidivants, donner pendant 2 mois :

Pulsatilla 15 CH, 1 dose 2 fois par semaine, et

Staphysagria 15 CH, 1 dose 2 fois par semaine.

OSCILLOCOCCINUM ®

Origine

Autolysat filtré de foie et cœur de canard de Barbarie.

Cette spécialité est maintenant bien connue de toutes les familles. Son action est remarquable tant au début des affections grippales et O.R.L. virales aiguës qu'en prévention de celles-ci.

Utilisation chez l'enfant

- États grippaux ou infectieux viraux aigus.
- Otites aiguës.

OTITE ⚠

L'otite est une inflammation de l'oreille.

Otite moyenne aiguë

C'est la plus fréquente chez l'enfant. Elle touche la partie qui est derrière le tympan (la caisse du tympan). La douleur s'installe brutalement, avec de la fièvre, souvent une diarrhée ou des vomissements avant même parfois que des symptômes du rhume ne soient présents. La violence des symptômes et la localisation au tympan inquiètent l'entourage et conduisent à penser qu'un traitement antibiotique est obligatoire. En réalité, dans la plupart des cas, l'origine est virale.

Chez les jeunes enfants, les trompes d'Eustache (qui séparent le pharynx de la caisse du tympan) sont très courtes et il est logique que les affections du pharynx et du cavum gagnent facilement le tympan.

De toute façon, l'examen fait par le médecin confirmera facilement le diagnostic et, s'il n'y pas de surinfection ou de suppuration, un simple traitement de l'inflammation sera suffisant.

Ce qu'il est possible de faire en attendant de consulter

- Ne rien mettre dans l'oreille.
- Appliquer une compresse chaude.
- Asseoir l'enfant, car la douleur battante est parfois plus forte allongé.

Dès les premiers symptômes, donner :

Oscillococcinum ®, 1 dose à renouveler 6 heures après.

En outre, faire fondre dans 1/2 verre d'eau ou 80 ml d'eau dans un biberon 10 granules de chaque médicament suivant :

Belladonna 9 CH,

Capsicum annuum 5 CH et

Ferrum phosphoricum 9 CH.

Donner à boire une gorgée de cette préparation toutes les heures.

Si la douleur est plus forte la nuit et améliorée par une compresse ou des gouttes chaudes (la plupart des cas), ajouter au coucher :

Arsenicum album 9 CH, 5 granules.

Si l'enfant est coléreux et veut être pris dans les bras, donner :

Chamomilla 15 CH, 5 granules matin et soir.

Les résultats sont excellents et, bien souvent, l'enfant est soulagé avant d'être vu par le médecin.

Le tuyau

Quand un enfant a brusquement une diarrhée qui traîne avec de la fièvre sans autres signe de gastro-entérite, il faut faire examiner ses tympans. Il s'agit souvent d'une otite purulente non-douloureuse qui doit être traitée efficacement.

Otite séreuse ou séro-muqueuse

Rhume après rhume, otite moyenne après otite moyenne, des sécrétions collantes persistent dans le cavum et bouchent les trompes d'Eustache. Les conséquences de cette obstruction muqueuse sont triples :

• l'enfant entend mal, ce qui est très invalidant au moment de l'apprentissage de la parole et, plus tard, à l'école ;

• c'est une source de surinfections récidivantes ;

• il y a un risque de déformation du tympan, car la trompe d'Eustache bouchée ne permet plus d'équilibrer les pressions de part et d'autre du tympan.

Un bilan précis doit être fait par l'O.R.L. et, s'il y a un risque de lésion durable du tympan, la pose de drains (yoyos ou diabolos) sera indispensable.

Hormis ce traitement mécanique qui rééquilibre les pressions et aide à drainer les sécrétions, il n'y a pas de traitement classique. Les antibiotiques sont inutiles et les antiallergiques peu probants.

Seul le traitement de fond homéopathique sera efficace pour traiter ce terrain marqué par la production excessive de mucosités.

L'expérience montre que, justement, ce terrain s'aggrave par la récidive des infections et des traitements antibiotiques. Il y a donc urgence à commencer un traitement homéopathique pour briser le cercle vicieux infection, mucosité, surinfection.

En attendant qu'il soit mis en route, donner :

Ferrum phosphoricum 9 CH, 5 granules matin et soir, ainsi que

Mercurius dulcis 9 CH et

Kalium muriaticum 9 CH, 5 granules de chaque 3 fois par jour.

Un bilan O.R.L. devra être fait tous les 6 mois au début pour vérifier l'état des tympans. S'il y a le moindre risque de souffrance ou de déformation des tympans, des drains seront posés, et le traitement de fond homéopathique poursuivi pendant au minimum 1 an.

Le tuyau

Les cures thermales, comme souvent, sont un complément très efficace du traitement homéopathique.

Otite externe

C'est une inflammation du conduit auditif externe, le plus souvent un petit furoncle qui s'étend ou la surinfection d'une lésion d'eczéma. Un traitement local antibiotique sera en général suffisant. Les Cotons-Tiges ® sont, bien sûr, à proscrire.

Le tuyau

Pour certains enfants, les bains en piscine seront presque systématiquement une cause d'infection. Un rinçage au sérum physiologique puis un séchage efficace (séchoir à cheveux pas trop chaud) évitent pas mal de tracas.

OXYURE (vers)

Quand un enfant se plaint de démangeaisons anales, qu'il se gratte ou qu'il tousse la nuit sans raison, on peut soupçonner la présence d'oxyures. Inutile de faire des analyses compliquées ou de lui examiner le derrière à la loupe. Le plus simple est de lui donner un vermifuge que vous conseillera votre pharmacien et d'ajouter :
Cina 15 CH, 1 dose 3 soirs de suite.

Certains enfants récidivent régulièrement. Cette sensibilité est un élément à prendre en compte dans la connaissance de leur terrain.

PANARIS ⚠

Une rougeur, un gonflement douloureux du bout d'un doigt doivent faire évoquer un début de panaris. Tout début d'infection n'aboutit pas à la formation d'un panaris, d'où la nécessité d'intervenir très vite.
Dans tous les cas, il faudra consulter.

Dès les premiers symptômes, il faut faire 3 fois par jour, pendant 1/4 d'heure des bains dans du
Dakin ®, coupé à moitié d'eau, et donner :
Hepar sulfur 15 CH, 1 dose toutes les 12 heures, 3 fois, ainsi que
Belladonna 9 CH et
Tarentula cubensis 5 CH, 5 granules de chaque en alternance toutes les heures pendant 24 heures, avant de consulter.

PARATYPHOIDINUM B

Origine
Préparé à partir de culture de salmonella paratyphy B.

Utilisation chez l'enfant
• Douleur abdominale chronique avec diarrhée, à la suite ou non d'une salmonellose.
• Ce médicament se montre aussi très intéressant dans les otites aiguës de l'enfant, s'accompagnant d'une diarrhée.

PELADE

Voir **Cheveux.**

PERTE DE CONNAISSANCE ⚠

Toute perte de connaissance chez un enfant doit conduire à une consultation.

Ce qu'il faut observer
• La durée de cette perte de connaissance.
• Les circonstances de sa survenue.
• Comment était l'enfant après : est-il resté longtemps somnolent ?
• A-t-il gardé un souvenir de son évanouissement ?
• A-t-il eu des convulsions ?
• A-t-il perdu ses urines ?
• S'est-il mordu la langue ?

Attention, il existe une forme particulière de l'épilepsie qui est appelée « petit mal » et qui se caractérise par des pertes de conscience très brèves (1 à 2 secondes). Elles sont très invalidantes, d'autant qu'elles peuvent être très fréquentes et, paradoxalement, passer longtemps inaperçues.

PERTES BLANCHES

Voir **Leucorrhée.**

PETROLEUM

Origine

Le pétrole blanc purifié.

Symptômes caractéristiques

- Éruptions de vésicules suivies de croûtes.
- Crevasses, fissures, la peau paraît sale.
- Nausées avec sueurs froides et vomissements.
- Les symptômes sont aggravés par le froid.

Utilisation chez l'enfant

- Eczéma.
- Fissures et crevasses du bout des doigts (également des pieds) revenant chaque hiver.
- Mal de cœur des transports amélioré au chaud et en mangeant.

PEUR

À la suite d'une peur, donner :
Gelsemium sempervirens 15 CH, 1 dose à renouveler si nécessaire.

PHARYNGITE

Voir **Mal de gorge.**

PHENOBARBITAL

Origine

Le phénobarbital.

Utilisation chez l'enfant

- Urticaire chronique, prurit en particulier après consommation de certains aliments comme les crustacés.

PHLYCTÈNE

C'est une bulle cutanée remplie de sérosité transparente.

Voir **Brûlure.**

PHOSPHORICUM ACIDUM

Origine

L'acide phosphorique.

Symptômes caractéristiques

- Sensation d'épuisement intellectuel et nerveux.
- Sensation de poids sur la tête.
- Hypersensibilité sensorielle.
- Douleurs le long des os.
- Troubles de la minéralisation.

Utilisation chez l'enfant

- Fatigue nerveuse par excès de travail chez les adolescents.
- Douleurs de croissance.
- Taches blanches sur les ongles.

PHOSPHORUS

Origine

Le phosphore blanc.

Symptômes caractéristiques

- Tendance hémorragique.
- Hypersensibilité sensorielle.
- Brûlure entre les épaules et des paumes des mains et des pieds.
- Sensation de larynx à vif.

- Désir d'aliments froids.
- Faim la nuit.
- Aggravation au froid.
- Amélioration au chaud.

Utilisation chez l'enfant

- Tendance hémorragique.
- Préparation aux opérations.
- Enrouement, pharyngite.
- Saignement de nez.
- Humeur instable.
- Fatigabilité excessive.
- Hépatite virale.
- Gastro-entérite.
- Acétone.
- Affection pulmonaire.

Ce médicament convient particulièrement à un enfant mince, élancé. Émotif, vulnérable, il est hypersensible à son environnement : le bruit, le froid, les odeurs fortes, l'antipathie et par dessus tout l'orage. En revanche, si l'ambiance est bonne, il se sent en pleine forme. Vite enthousiaste mais vite fatigué, il est comme le métal phosphore : il s'enflamme facilement mais se consume vite.

PHYTOLACCA

Origine

Le raisin d'Amérique.

Symptômes caractéristiques

- Pharynx enflammé avec une coloration rouge sombre des piliers de l'amygdale.
- La douleur irradie vers les oreilles.

Utilisation chez l'enfant

- Maux de gorge.

PICRICUM ACIDUM

Origine

L'acide picrique.

Utilisation chez l'enfant

- Verrues multiples de la plante des pieds, petits furoncles du conduit de l'oreille.

PIQÛRES

La première chose à faire est de nettoyer et désinfecter le point de piqûre et d'appliquer une pommade au ***Calendula*** ou de l'***Homéoplasmine*** **®.**

Si le point de piqûre est douloureux, donner :

Ledum palustre 9 CH et

Tarentula cubensis 9 CH, 5 granules de chaque en alternance 3 fois par jour pendant 3 jours.

En cas de piqûre par un objet souillé, il faut vérifier si la vaccination anti-tétanique est bien à jour.

Voir aussi **Insecte.**

PLATINA

Origine

Mousse de platine.

Symptômes caractéristiques

- Spasmes, crampes.
- Comportement orgueilleux, hautain.
- Constipation spasmodique.

Utilisation chez l'enfant

- Spasmophilie.
- Comportement orgueilleux.

POIDS

Le poids, l'obésité sont aujourd'hui des sujets d'inquiétude pour beaucoup de parents. La modification de notre mode d'alimentation et le manque d'activité physique sont les raisons majeures de la progression très rapide du nombre d'obèses. Face à cette inquiétude, il faut garder à l'esprit quelques repères :

- Il n'y a aucun médicament miracle.
- Surpoids ne signifie pas obésité. On parle d'obésité quand le poids dépasse de plus de 20 % le poids moyen correspondant à la taille. Le poids et la taille de l'enfant doivent être notés régulièrement par le médecin et il faut réagir bien avant d'atteindre la notion pathologique d'obésité (le nombre d'enfants obèses est tout de même passé de 5 à 15 % en 20 ans).
- Tous les enfants ne sont pas construits sur le même modèle et leur hérédité n'est pas la même. Le poids de chacun ne doit être évalué que par rapport à lui-même et non par rapport à des normes théoriques figées ou imposées par des modes.
- Il ne faut pas confondre régimes et habitudes alimentaires. Un régime est par définition exceptionnel et, à tous les coups, condamné à l'échec. L'habitude alimentaire est un apprentissage durable qui nécessite une participation de tout l'entourage.
- L'exercice physique est indispensable et doit aussi devenir une habitude.

L'homéopathie est par définition une thérapeutique personnalisée, et un traitement adapté pourra largement participer à un retour à l'équilibre.

Ce qu'il est possible de faire en attendant de consulter

Schématiquement, 3 situations se présentent

Les gros mangeurs gourmands et sédentaires

Sport et changement des habitudes alimentaires sont indispensables.

Ajouter :

Sulfur 15 CH, 1 dose par semaine,
Nux vomica 9 CH, 5 granules chaque matin, et
Antimonium crudum 9 CH, 5 granules chaque soir.

Les surpoids occasionnels et brutaux

À la suite d'un événement psychique (événement familial ou scolaire marquant), un enfant peut brusquement prendre du poids, bien que ses habitudes alimentaires n'aient pas changé. Il peut s'agir des suites d'un traitement médical, de la cortisone en particulier. Le terrain de l'enfant, son mode réactionnel ont changé sous l'action de cet événement et le médecin homéopathe recherchera surtout l'origine de cette prise de poids.

En attendant, donner :

Thuya occidentalis 15 CH, 1 dose deux fois par semaine.

Le surpoids est constitutionnel et s'accroît régulièrement

Certains enfants présentent un surpoids constitutionnel commun à toute la famille. Il faut d'abord rapporter le poids de l'enfant à sa constitution et l'aider à adapter ses habitudes alimentaires et sportives avec un programme et un suivi adaptés.

Donner :

Calcarea carbonica 15 CH, 1 dose deux fois par semaine.

PLUMBUM METALLICUM

Origine
Le plomb.

Symptômes caractéristiques
- Névralgies.
- Douleurs améliorées par la pression forte et aggravées par le mouvement.

Utilisation chez l'enfant
- Constipation spasmodique avec ventre très douloureux.

PODOPHYLLUM PELTATUM

Origine
La podophylle.

Symptômes caractéristiques
- Diarrhée aqueuse, abondante avec envies urgentes.
- Ballonnement important.

Utilisation chez l'enfant
- Gastro-entérites aiguës.
- Tourista ou diarrhée l'été, après avoir mangé des fruits.

POLLENS

Origine
Pollens divers.

Utilisation chez l'enfant
- Allergies respiratoires.

POMMADE

Voir **L'homéopathie en bref** page 13.

POSOLOGIE

Voir **L'homéopathie en bref** pages 14-15.

POUMON HISTAMINE

Origine
Fabriqué à partir du poumon d'un cobaye soumis à un choc anaphylactique.

Utilisation chez l'enfant
- Toutes formes de réactions allergiques, O.R.L., pulmonaires ou cutanées.

POUX

Les poux ne manquent aucune rentrée scolaire et sont fidèles au rendez-vous que leur donnent les cheveux des écoles maternelles et primaires. Il est parfois difficile, malgré les traitements locaux, de s'en débarrasser. Certains enfants semblent même être des hôtes privilégiés du poux...

Donner alors à l'enfant :
Psorinum 15 CH, 1 dose par semaine pendant 2 mois.

PRURIT

Si la démangeaison est à l'évidence en relation avec une affection dermatologique, eczéma urticaire par exemple, il convient d'abord de traiter celle-ci. S'il n'y a aucune lésion visible, cela ne veut pas dire qu'il n'y a pas de maladie. En effet, certaines maladies du sang ou du foie peuvent être responsables de prurit. Enfin, de nombreux cas de gale passent souvent longtemps non diagnostiqués.

Dans tous les cas, il faudra donc consulter pour un bilan et un traitement adapté. Bien souvent, aucune cause n'est retrouvée et l'hypothèse d'un prurit nerveux est évoquée.

Vous pouvez donner :
Staphysagria 15 CH, 1 dose par jour pendant 3 jours, ainsi que
Croton tiglium 9 CH et
Urtica urens 5 CH, 5 granules de chaque 2 fois par jour.

PRURIT ANAL

Les deux causes à évoquer avant de conclure à un prurit nerveux chez l'enfant sont les oxyures et les hémorroïdes.

Chez l'enfant qui a des vers, les démangeaisons sont aggravées la nuit.
Lui donner, en plus d'un traitement vermifuge :
Cina 15 CH, 1 dose 3 soirs de suite.

S'il y a des démangeaisons et des douleurs ou des petits saignements après la selle, il s'agit d'hémorroïdes. Appliquer 3 fois par jour la pommade ***Aesculus composé*** et donner :
Sepia composé, 15 gouttes dans très peu d'eau avant les trois repas.

PRURIT VULVAIRE

Il faut consulter pour vérifier que ce prurit n'est pas lié à une infection. Bien souvent, il n'y a aucune cause infectieuse.

Donner alors :
Staphysagria 15 CH, 1 dose par jour, 3 jours de suite.

PSORIASIS

Le psoriasis chez l'enfant se présente souvent sous forme de taches rondes, rouges, qui sont quelquefois confondues avec de l'eczéma. Il y a dans le psoriasis peu de

PUBERTÉ

La puberté proprement dite débute avec les premiers signes d'apparition des caractères sexuels secondaires. En considérant globalement la prépuberté, la puberté et l'après puberté, on pourrait parler de « péripuberté » comme on parle de « périménopause ». Il s'agit d'une période, plus ou moins longue d'un individu à l'autre, marquée par un ensemble de bouleversements hormonaux, affectifs, sociaux qui peuvent être à l'origine de nombreuses réactions de la part de l'adolescent.

Cette « péripuberté » n'est pas une maladie mais pourtant peut être l'occasion de bien des consultations. À chaque fois, le traitement homéopathique se fondera sur l'analyse autant des symptômes physiques que de la sensibilité et du terrain personnel de l'adolescent pour l'aider à traverser cette période le plus « confortablement » possible, pour lui et son entourage. L'homéopathie sera de plus très efficace pour traiter des pathologies propres à cette période.

Voir **Acné, Anxiété, Croissance, Fatigue, Insomnie.**

démangeaisons et le terrain allergique n'est pas impliqué. La maladie évolue par poussées, souvent à la suite d'émotions. Parfois, elle peut apparaître à la suite d'une infection à streptocoque. Le soleil semble décaper la peau mais il faut rester prudent, car les risques de l'exposition solaire à long terme sont plus grands que ses bénéfices. Dans tous les cas, il faudra entreprendre un traitement de fond homéopathique.

Ce qu'il est possible de faire en attendant de consulter

Donner :

Sepia 9 CH, 5 granules chaque matin.

PSORINUM

Origine

C'est un biothérapique fabriqué à partir des sécrétions de lésion de gale.

Symptômes caractéristiques

- Prurit intense.
- Frilosité.
- Fringale.
- Maux de tête la nuit.
- Amélioration par la chaleur.
- Rechute chaque hiver ou printemps.

Utilisation chez l'enfant

Ce médicament est avant tout un médicament de terrain et participe très souvent au traitement de maladies chroniques ou répétitives.

- Asthme, eczéma.
- Affections O.R.L. à répétition.
- Mycose récidivante.
- Poux, parasites.
- Toutes les éruptions qui reviennent chaque hiver.

PULSATILLA

Origine

L'anémone pulsatille ou coquerelle.

Symptômes caractéristiques

- Écoulement chronique des muqueuses.
- Variabilité de l'humeur.
- Intolérance aux matières grasses.
- Absence de soif.
- Aggravation à la chaleur dans une pièce fermée.
- Amélioration au frais.

Utilisation chez l'enfant

- Rhinopharyngite.
- Toux grasse le jour, sèche la nuit.
- Insomnie d'endormissement.
- Bronchites avec mucosités jaunâtres.
- Sentiment d'abandon.

Ce médicament est très souvent indiqué chez l'enfant car il convient particulièrement à des sujets timides, émotifs, très sensibles à l'environnement. Très avides d'affection et de sympathie, exclusifs, ils ressentent facilement un sentiment d'abandon. La tristesse et la mauvaise humeur l'emportent, alors l'enfant peut même régresser, se remettre à faire pipi au lit, sucer son pouce à nouveau. Les troubles du sommeil sont fréquents, avec une difficulté à se coucher le soir et à se lever le matin. Tout s'arrange toujours avec des marques d'affection, d'amitié ou de sympathie.

PYROGENIUM

Origine

Biothérapique actuellement préparé à partir d'un autolysat de tissu musculaire de porc.

Utilisation chez l'enfant

• Suppurations, abcès, furoncles.

R.A.A. (rhumatisme articulaire aigu) ⚠

Cette affection, plus rare depuis l'usage des antibiotiques, est une complication grave des angines à streptocoques-alpha-hémolytiques qui se caractérise à la fois par une atteinte inflammatoire des grosses articulations ainsi que par des atteintes rénales et cardiaques irréversibles. Le traitement associe obligatoirement repos strict, pénicilline et cortisone. L'homéopathie pourra être un complément utile pour soulager les douleurs et aider à éviter les complications.

Donner :
Sulfur iodatum 9 CH, 5 granules matin et soir, et
Bryonia alba 9 CH, 5 granules 4 fois par jour, jusqu'à amélioration.

RACHITISME ⚠

Le rachitisme est dû à un déficit en vitamine D. Aujourd'hui, le traitement préventif à base de vitamine D est systématique.

Il faut ajouter par cure de 3 mois, 2 fois par an :
Silicea 15 CH, 1 dose par semaine, et
Ostéocynésine ®, 1 comprimé matin et soir.

RATANHIA

Origine

Le ratanhia du Pérou.

Symptôme caractéristique

• Inflammation aiguë du rectum provoquant une douleur très violente après chaque selle.

Utilisation chez l'enfant

• Hémorroïdes et fissures.

RENTRÉE DES CLASSES ⚠

La rentrée des classes est un moment fort de la vie de tous les enfants et peut être l'occasion de troubles émotionnels mineurs, allant de l'appréhension banale au trac invalidant et de la tristesse de la séparation à l'angoisse de l'abandon chez les plus petits.
Quelques médicaments, à donner pendant la première semaine, peuvent aider l'enfant et aussi les parents – souvent encore plus inquiets !

Pour l'appréhension et le trac, donner la veille au soir et le matin de la rentrée :
Gelsemium 15 CH, 5 granules.

Pour les enfants surexcités à l'idée de retrouver leurs amis, donner :
Ignatia 15 CH, 5 granules matin et soir.

Pour les plus petits, en particulier lors de l'entrée en maternelle, donner tous les soirs :
Pulsatilla 15 CH, 5 granules.

RECHERCHE EN HOMÉOPATHIE

Voir **L'homéopathie en bref** page 13.

REFLUX

Un reflux acide venant de l'estomac est très souvent suspecté devant la récidive des épisodes O.R.L. ou pulmonaires de l'enfant. Trop souvent suspecté, car les bilans faits par les gastro-entérologues ne le mettent que rarement en évidence et de nombreux traitements antireflux sont prescrits sans raison.

Vous pouvez donner avant les repas :
Iris versicolor 5 CH et
Robinia 5 CH, 5 granules de chaque.

Si les troubles persistent, il faut consulter.

Voir aussi **Régurgitation du nouveau-né.**

RÉGURGITATION DU NOUVEAU-NÉ

Malgré le retour en force de l'allaitement maternel ou l'usage de tétines de plus en plus perfectionnées, le bébé avale souvent de l'air en tétant.
Il faut savoir d'une part habituer l'enfant à téter calmement, et d'autre part l'aider à rejeter l'air en le tenant incliné à 45°, ventre vers le bas.
Il vaut mieux consulter si les troubles persistent.

Ce qu'il est possible de faire en attendant de consulter
Donner :
Asa fœtida 15 CH, 5 granules chaque matin, et
Nux vomica 5 CH, 5 granules avant les repas.

Voir aussi **Reflux.**

RHEUM OFFICINALE

Origine
La rhubarbe officinale.

Utilisation chez l'enfant
• Diarrhée acide des nourrissons provoquant une brûlure des fesses et, lors de la dentition, avec colique.

RHINITE

Voir **Rhume.**

RHINOPHARYNGITE À RÉPÉTITION

Les premières années de la vie de l'enfant, surtout s'il fréquente la crèche, sont marquées par de nombreuses rhinopharyngites, bien souvent compliquées par des otites ou des bronchiolites. L'origine de ces épisodes est virale. On parle classiquement de « maladie d'adaptation » ; cette notion recouvre l'ensemble des épisodes infectieux, plus ou moins violents, qui construisent petit à petit l'immunité de l'enfant.
La répétition des épisodes, leur forme, leur gravités, leurs suites simples ou compliquées (atteinte de l'oreille ou des bron-

ches) dépendent avant tout du terrain de l'enfant et ne sont absolument pas pris en compte par le traitement classique de la crise. Pire, les parents constatent souvent que plus on traite leur enfant, avec des antibiotiques par exemple, plus il a tendance à rechuter. Son immunité, loin de se construire, semble au contraire de moins en moins active.

Les médicaments homéopathiques sont particulièrement adaptés au traitement des symptômes aigus car ils respectent la réponse spontanée de l'organisme et permettent, en plus, de traiter le terrain de l'enfant.

Dans tous les cas, une consultation avec votre médecin homéopathe est nécessaire. Elle aura deux objectifs : entamer un traitement de terrain et prévoir les traitements à mettre en route au début de chaque infection.

Ce qu'il est possible de faire en attendant de consulter

Tenter d'enrayer le début de l'épisode, voir : **Fièvre, Rhume, Otite, Mal de gorge, Laryngite** et **Bronchiolite.** Noter précisément les symptômes de l'enfant.

Ce qu'il faut observer

• Quelles sont les caractéristiques des épisodes les plus fréquents ?
• Leurs localisations : nez, gorge, oreille, bronche ?
• La vitesse d'installation des épisodes.
• L'aspect des sécrétion nasales : claires, jaunes, verdâtres liquides ou épaisses ?
• Le nez est-il sec ou bouché ?
• Les caractéristiques de la toux : sèche, grasse, nocturne ?
• Les circonstances qui semblent être à l'origine de chaque infection : le froid, l'humidité, des événements psychologiques, des excès ou des intolérances alimentaires ?
• L'état général pendant les maladies.
• La fièvre : modérée ou élevée ?
• L'enfant transpire-t-il et a-t-il soif ?
• Son comportement est-il agité, abattu, plaintif ?

Parfois, la description des épisodes aigus est peu spécifique et c'est l'analyse du terrain personnel de l'enfant qui sera décisif :

• Ses antécédents personnels et familiaux (ne pas oublier d'apporter le carnet de santé).
• Ses maladies, traitements, accidents.
• Les événement familiaux marquants.
• À quel âge ont commencé les rhinopharyngites ?
• Que s'est-il passé à cette époque ? Mise en nourrice, entrée à la crèche, à l'école ? Déménagement, séparation ? Naissance d'un autre enfant ?
• Vaccinations, traitements ?
• Quelle est l'évolution des épisodes infectieux ? Continu malgré les traitements ? Rechute dès l'arrêt du traitement (antibiotique en particulier) ? Fréquence plus espacée, plus d'une fois par mois ?
• Est-ce toujours la même maladie ou les affections alternent-elles entre elles ?
• Ses fonctions générales : appétit, digestion, sommeil, comportement habituel ?

Le médecin aura besoin de toutes ces informations pour établir le bilan réactionnel de l'enfant. Il complétera l'interrogatoire par un examen minutieux et complet.

RHUME

Il est inutile de se précipiter chez le médecin au moindre début de rhume. En revanche, il est tout à fait possible de démarrer soi-même un traitement homéopathique.

Ce qu'il faut observer

L'important est de noter ce qui domine dans le tableau.

- À quel stade en est le rhume : début, bien installé, séquelles ?
- Quels symptômes dominent : nez bouché, rhinite, toux, fièvre ?
- Quel est l'aspect de l'écoulement : clair, épais, jaune, verdâtre ?
- Est-il doux ou irritant, brûlant ?

Dans tous les cas, prendre dès les premiers symptômes et jusqu'à leur disparition :

***Oscillococcinum*®,** 1 dose à renouveler 3 fois par jour pendant deux jours.

Le rhume débute par de la fièvre

Si la fièvre est élevée, brutale avec rougeur du visage sans sueur, les muqueuses sont brûlantes, donner :
***Aconitum napellus* 9 CH,** 5 granules toutes les heures.

Si la fièvre est élevée avec congestion du visage couvert de sueur, donner :
***Belladonna* 9 CH,** 5 granules toutes les heures.

Si la fièvre est élevée avec abrutissement et maux de tête et qu'il y a un écoulement clair et abondant du nez, donner :
***Gelsemium sempervirens* 9 CH,** 5 granules toutes les heures.

Dans tous les cas, espacer selon l'amélioration.

Le rhume commence par des frissons, le nez bouché et des éternuements

Donner :
***Nux vomica* 9 CH** et
***Sticta pulmonaria* 5 CH,** 5 granules de chaque en alternance toutes les heures.

Le rhume est installé avec une rhinite claire

Éternuements, écoulement abondant et irritant et larmoiement doux. Donner :
***Allium cepa* 9 CH,** 5 granules toutes les heures.

L'écoulement est clair, très brûlant et peu abondant. Donner :
***Arsenicum album* 9 CH,** 5 granules toutes les 2 heures.

Le rhume est installé avec une rhinite épaisse

L'écoulement est jaune, clair et non irritant, une toux sèche la nuit et grasse le jour complète le tableau. Donner :
***Pulsatilla* 9 CH,** 5 granules toutes les 2 heures.
Les écoulements muco-purulents sont jaune verdâtre. Donner :
***Mercurius solubilis* 9 CH** et
***Kalium bichromicum* 9 CH**, 5 granules de chaque en alternance toutes les heures.

Le rhume traîne en longueur

Une rhinite et une toux persistent. Donner :
***Sulfur iodatum* 9 CH,** 5 granules chaque matin, et
***Silicea* 9 CH,** 5 granules chaque soir.
Des quintes de toux surtout nocturnes continuent, bien que le rhume soit fini depuis longtemps. Donner :
***Drosera* 15 CH,** 1 dose par jour 3 soirs de suite.

RHUME DE HANCHE

Voir **Hanche.**

RHUME DES FOINS ⚠

Les enfants aussi souffrent de rhume des foins ou de coryzas spasmodiques et, comme pour les adultes, leur nombre augmente régulièrement (voir **Allergie**).
Le traitement de fond est indispensable pour traiter le terrain allergique et une consultation s'impose.

En attendant de consulter, vous pouvez sans risque débuter un traitement. Donner systématiquement :
Apis mellifica 15 CH, et
Poumon histamine 15 CH, 5 granules de chaque matin et soir, ainsi que
Pollens 30 CH, 1 dose par semaine.

Ajouter :
Nux vomica 9 CH et
Allium cepa 9 CH, 5 granules de chaque en alternance toutes les heures, si les éternuements dominent ;

Gelsemium sempervirens 9 CH et
Allium cepa 9 CH, 5 granules de chaque toutes les heures en alternance, si la rhinite domine ;

Euphrasia 5 CH et
Kalium iodatum 5 CH, 5 granules de chaque toutes les heures, si la conjonctivite domine.

Si les symptômes ne sont pas nets ou si leur choix est difficile, on peut préférer une spécialité associant les principaux médicaments comme ***Rhinallergy ®,*** 2 comprimés à sucer toutes les heures.

RHUS TOXICODENDRON

Origine

Le sumac vénéneux.

Symptômes caractéristiques

- Plaques rouges disséminées avec démangeaisons calmées à l'eau chaude, éruption de petites vésicules contenant un liquide clair.
- Sécheresse des muqueuses.
- Fièvre aiguë avec courbatures, frissons et prostration.

Utilisation chez l'enfant

- Enrouement le matin avec gorge sèche et difficulté à chauffer la voix.
- Rééducation d'entorses ou de fractures après immobilisation.
- États grippaux avec courbatures et frissons.
- Eczéma avec plaques rouges et petites vésicules.
- Zona.
- Herpès.
- Varicelle.

ROBINIA

Origine

Le robinier, pseudo acacia.

Utilisation chez l'enfant

- Acidité gastrique avec reflux dans l'œsophage.

RONFLEMENT

Les enfants peuvent aussi ronfler pendant leur sommeil. Il faut parfois consulter l'O.R.L. pour vérifier si des végétations ne gênent pas la libre respiration. En dehors

de ce cas, il faut faire un lavage de nez chaque soir avec du sérum physiologique et donner pendant 10 jours, avant de consulter si les troubles persistent :
***Nux vomica* 9 CH** et
***Sambucus nigra* 9 CH,** 5 granules de chaque, au coucher.

ROUGEOLE ⚠

Rare en principe depuis la vaccination quasi systématique, on note encore cependant des cas de rougeole. Son diagnostic est en général facilement évoqué devant un coryza avec une éruption et une conjonctivite. Une consultation est nécessaire pour confirmer le diagnostic.

En attendant, donner :
***Euphrasia* 5 CH** et
***Belladonna* 9 CH,** 5 granules de chaque en alternance toutes les heures.

À la fin de la maladie, que celle-ci ait été soignée par allopathie ou par homéopathie, il faut toujours, pour prévenir la modification de terrain qu'elle provoque, donner pendant 15 jours :
***Pulsatilla* 9 CH** et
***Sulfur iodatum* 9 CH,** 5 granules de chaque matin et soir.

RUBÉOLE ⚠

Tout comme la rougeole, la vaccination a fait chuter sa fréquence. Pas toujours facile à diagnostiquer, l'éruption étant très fugace, c'est souvent la présence de ganglions dans le cou qui confirme la maladie. Il est important de vérifier chez la fillette que l'immunité est acquise avant la puberté, car on sait que la rubéole pendant la grossesse fait courir de gros risques de malformations au fœtus.

Il n'y pas de traitement allopathique spécifique, on peut donner jusqu'à l'amélioration :
***Dulcamara* 9 CH** et
***Belladonna* 9 CH,** 5 granules de chaque en alternance toutes les heures.

Comme pour la rougeole il faudra conclure le traitement par :
***Pulsatilla* 9 CH** et
***Sulfur iodatum* 9 CH,** 5 granules de chaque matin et soir pendant 15 jours.

RUMEX CRISPUS

Origine
La patience sauvage.

Symptôme caractéristique
• Toux en respirant de l'air froid.

Utilisation chez l'enfant
• Trachéite, toux spasmodique.

RUTA GRAVEOLENS

Origine
La rue fétide.

Symptômes caractéristiques
• Sensation de meurtrissures, de raideur.
• Fatigue oculaire, difficultés d'accommodation.

Utilisation chez l'enfant
• Entorse, luxation.
• Surmenage oculaire après effort d'accommodation.
• Travail sur ordinateur.
• Rééducation orthoptique.
• Ophtalmie des neiges (éblouissement dû à la neige).

•S•T•U•V•
W•X•Y•Z•

SABADILLA

Origine

La cévadille, originaire d'Amérique centrale.

Symptômes caractéristiques

• Démangeaison du palais.
• Éternuements avec sensation d'obstruction du nez.
• Amélioration par la chaleur.

Utilisation chez l'enfant

• Rhume des foins.
• Maux de gorge.

SAIGNEMENT DE NEZ

Voir **Épistaxis.**

SALMONELLOSE ⚠

On regroupe sous ce nom les fièvres typhoïdes et paratyphoïdes. Le diagnostic doit être évoqué devant une diarrhée fébrile, sanglante et très douloureuse. Il y a une atteinte nette de l'état général.
Le médecin consulté décidera du traitement et de la nécessité d'une antibiothérapie. Des médicaments homéopathiques accéléreront la guérison et éviteront les séquelles.

Pendant la maladie, donner toutes les heures en alternance :
Mercurius corrosivus 9 CH et
Arsenicum album 9 CH, 5 granules de chaque.

Dès la fin de la maladie, donner chaque semaine pendant 2 mois :
Parathyphoidinum B 15 CH, 1 dose.

SAMBUCUS NIGRA

Origine

Le sureau noir ou commun.

Symptômes caractéristiques

• Sensation de nez complètement bouché.
• Toux brusque laryngée réveillant le patient brutalement en pleine nuit avec sensation d'oppression.
• Transpiration abondante, brusquement la nuit.

Utilisation chez l'enfant

• Laryngite aiguë nocturne des enfants.
• Asthme avec oppression brusque au milieu de la nuit, nez bouché.

SANGUINARIA CANADENSIS

Origine

La sanguinaire du Canada.

Symptômes caractéristiques

• Congestion, bouffées vasomotrices.
• Diarrhée et ballonnement.
• Périodicité des troubles.

Utilisation chez l'enfant

• Rhume des foins.
• Diarrhée.

SAPONARIA

Origine

La saponaire officinale.

Utilisation chez l'enfant

Médicament de « drainage » cutané, c'est-à-dire favorisant l'action des médicaments d'eczéma ou d'infections cutanées.

SCARLATINE ⚠

Le diagnostic doit être évoqué devant un mal de gorge fébrile avec une éruption de plaques rouges. Il y a parfois aussi des vomissements. Le responsable est un streptocoque hémolytique qui nécessite un traitement antibiotique et donc une consultation médicale.

SCHEURMANN

Voir **Épiphysite.**

SCOLARITÉ

Voir **École** et **Comportement.**

SCOLIOSE ⚠

La découverte d'une asymétrie ou d'une torsion de la colonne vertébrale de l'enfant doit conduire à un bilan radiologique pour, d'abord, confirmer le diagnostic de scoliose vraie, à différencier d'une simple attitude scoliotique, puis d'en surveiller l'évolution.
La base du traitement est essentiellement la rééducation. Le traitement homéopathique facilite celle-ci et permet une stabilisation plus rapide.

Donner chaque matin par cures de 3 mois :
Calcarea fluorica 9 CH, 5 granules.

SÉCURITÉ SOCIALE

Voir **L'homéopathie en bref** page 15.

SELENIUM

Origine
Le sélénium.

Utilisation chez l'enfant
- Fatigue physique et intellectuelle.
- Chute des cheveux.
- Acné.

SENEGA

Origine
Le polygala de Virginie.

Symptôme caractéristique
- Toux avec difficulté à expectorer.

Utilisation chez l'enfant
- Asthme ou bronchite.

SENNA

Origine
Le séné de l'Inde.

Utilisation chez l'enfant
- Crise d'acétone de l'enfant.

SEPIA OFFICINALIS

Origine
L'encre de seiche.

Symptômes caractéristiques
- Désir de vinaigre et d'aliments aigres.
- Tendance dépressive.
- Troubles hépatiques et dermatologiques.
- Amélioration des symptômes par l'exercice au grand air.

Utilisation chez l'enfant
- Crise de foie.
- Migraine.

- Hémorroïdes.
- Eczéma avec crevasses.
- Herpès.
- Mycose.

Les indications de ce médicament sont surtout connues chez les adultes et plus spécialement les femmes. Pourtant, c'est un remarquable médicament pour des enfants en général très actifs, sportifs, sujets à des problèmes O.R.L., digestifs ou dermatologiques chroniques.

SERUM ANTICOLIBACILLAIRE

Origine
Le sérum anticolibacillaire purifié.

Utilisation chez l'enfant
- Infection urinaire, cystite.

SERUM DE YERSIN

Origine
Le sérum antipesteux provenant d'animaux immunisés.

Utilisation chez l'enfant
- Renforce le terrain des personnes sujettes aux épisodes grippaux.

SILICEA

Origine
La silice.

Symptômes caractéristiques
- Sensation d'épines, d'échardes.
- Frilosité.

* Aggravation aux vaccinations.
- Transpiration, ongles cassants.
- Taches blanches sur les ongles.
- Suppuration.
- Manque d'énergie.
- Faiblesse, timidité.

Utilisation chez l'enfant
- Timidité, émotivité.
- Épuisement physique et intellectuel.
- Sommeil agité, somnambulisme.
- Rhinopharyngites.
- Bronchites.
- Orgelets.
- Furoncles, acné suppurée.
- Suppuration dentaire.
- Suppurations locales à la suite des B.C.G.
- Rachitisme.
- Fractures.

Silicea est avant tout un médicament de terrain de prescription médicale. Il convient plutôt à des enfants timides et chétifs. L'enfant a souvent une grosse tête avec des bosses frontales proéminentes, le regard vif et sérieux, le teint pâle ; l'ensemble donne à l'enfant un air un peu vieillot. L'intelligence est vive chez cet enfant facilement fatigable et anxieux, timide et manquant de confiance en lui.

SIMILITUDE

Voir **L'homéopathie en bref** page 10.

SINUSITE

Chez l'enfant, il s'agit essentiellement de sinusites maxillaires, les sinus frontaux n'étant pas encore formés. Bien souvent, les parents parlent de sinusite quand il y a une rhinite épaisse purulente ; en fait, il n'y a sinusite que s'il y a inflammation dou-

loureuse des muqueuses. La radiographie montre un épaississement de la muqueuse témoignant d'une inflammation chronique.
Les traitements classiques viennent facilement à bout des épisodes aigus mais les récidives sont fréquentes et le traitement homéopathique de la crise et du terrain apporteront un soulagement durable.

Ce qu'il est possible de faire en attendant de consulter
Donner le traitement d'attaque antisuppuration :
Hepar sulfur 15 CH, 1 dose matin et soir 2 jours de suite et
Pyrogenium 9 CH, 5 granules matin et soir pendant une semaine.

Si l'écoulement domine, donner :
Hydrastis 9 CH et
Kalium bichromicum 9 CH, 5 granules de chaque 4 fois par jour en alternance.

Si la douleur domine, donner :
Sticta pulmonaria 5 CH et
Cinnabaris 9 CH, 5 granules de chaque en alternance 4 fois par jour.

Parfois la douleur est intense à la suite de l'arrêt brutal de l'écoulement. Donner :
Lachesis muta 15 CH, 1 dose à renouveler 6 heures après.

SOLEIL

Voir **Coup de soleil, Insolation.**

SOMMEIL

Voir **Insomnie.**

SOMNAMBULISME

Les enfants somnambules vrais, c'est-à-dire déambulant la nuit, sont rares. En revanche, nombreux sont ceux qui parlent ou s'agitent dans leur sommeil. Cela se produit sur des terrains particuliers et souvent en cas de fatigue ou de stress.

SPORT

Les enfants qui aiment le sport ne comptent pas leurs efforts et se donnent à fond. Ils ne connaissent que rarement les problèmes des adultes, comme les crampes ou les claquages. En revanche, et encore plus que leurs aînés, ils peuvent connaître le trac avant une compétition ou un match.

Donner la veille et le matin de l'épreuve :
Gelsemium sempervirens 15 CH, 1 dose.

Il faut aussi bien veiller à leur récupération en leur donnant :
Sporténine®, 1 comprimé à croquer toutes les heures pendant l'effort et 2 fois encore après.

En cas de douleurs musculaires ou de choc, donner :
Arnica montana 9 CH, 5 granules à renouveler toutes les 2 heures.

En cas d'insomnie après le sport avec sensation de chaleur et de courbatures, donner au coucher :
Arnica montana 15 CH, 1 dose.

Donner systématiquement pendant 15 jours :
Silicea 15 CH, 1 dose 2 fois par semaine, et
Kalium bromatum 9 CH, 5 granules 2 fois par jour.

Si les troubles persistent, il faut consulter.

SOUCHES HOMÉOPATHIQUES

Voir **L'homéopathie en bref** pages 11 et 14.

SPIGELIA ANTHELMIA

Origine
La spigélie ou herbe à la Brinvilliers.

Symptômes caractéristiques
- Névralgies faciales brûlantes.
- Palpitations violentes.
- Douleurs des globes oculaires.

Utilisation chez l'enfant
- Névralgies faciales.
- Zona de la face.
- Migraine.

SPONGIA TOSTA

Origine
L'éponge officinale torréfiée.

Symptômes caractéristiques
- Sécheresse de la muqueuse du nez et du larynx avec brûlures.
- Toux sèche rauque, aboyante, avec oppression, sensation d'étouffement.
- Impression d'obstruction du larynx.

Utilisation chez l'enfant
- Laryngite aiguë striduleuse des enfants.
- Asthme.

STAPHYLOCOCCINUM

Origine
Préparé à partir de Staphylococcus aureus.

Utilisation chez l'enfant
- Staphylococcie cutanée, furoncle, abcès.

STAPHYSAGRIA

Origine
La staphysaigre, herbe aux poux.

Symptômes caractéristiques
- Brûlure de la vessie et de l'urètre améliorée en urinant.
- Hypersensibilité des organes génitaux.
- Démangeaisons cutanées qui changent de place avec le grattage.
- Douleurs dentaires au froid.

Utilisation chez l'enfant
- Cystite sans microbes.
- Prurit qui se déplace.
- Orgelets et chalazions.
- Cicatrisation des incisions chirurgicales.
- Toute manifestation psychique intervenant à la suite de colère rentrée ou de vexation.

STICTA PULMONARIA

Origine
Le lichen des chênes et des hêtres.

Symptômes caractéristiques
- Congestion, blocage de la racine du nez, envie de se moucher sans résultat.
- Toux sèche, continuelle avec sécheresse des muqueuses.

Utilisation chez l'enfant
- Sinusite.
- Rhumes continuels avec toux sèche.

STRABISME ⚠

La constatation d'un strabisme doit conduire rapidement à une consultation chez un ophtalmologiste, même pour un nourrisson. De légers strabismes liés à des troubles mineurs de l'accommodation peuvent survenir avec de la fatigue oculaire après des travaux précis ou sur un écran.

Donner alors toutes les 1/2 heures, 3 fois : ***Ruta graveolens* 9 CH** et ***Arnica montana* 9 CH,** 5 granules de chaque.

Un bilan ophtalmologique sera, de toute façon, nécessaire.

STRAMONIUM

Origine

Le datura stramonium, l'herbe du diable ou aux sorcières.

Symptômes caractéristiques

- Délires, hallucinations, convulsions.
- Terreurs nocturnes.
- Fièvre élevée.
- Rougeur et sécheresse des muqueuses.
- Toux violentes.

Utilisation chez l'enfant

- Fièvre très forte avec délires ou hallucinations.
- Terreurs nocturnes.
- Délires avec violence.

STREPTOCOCCINUM

Origine

Lysat de cultures de streptocoques pyogènes.

Utilisation chez l'enfant

- Infection à streptocoques.
- Angine à répétition.

SULFUR

Origine

C'est le soufre sublimé et lavé.

Symptômes caractéristiques

- Rougeur des orifices.
- Désir de sucre et d'alcool.
- Aggravation par la chaleur et au lit.
- Aggravation à 11 h du matin.
- Périodicité hebdomadaire.

Utilisation chez l'enfant

Classiquement, ce médicament est considéré comme plus indiqué chez des enfants extravertis, optimistes, peut-être un peu brouillons, bons vivants, portés sur la bonne chair. En réalité, c'est, pour tous les enfants, le grand médicament de toutes les maladies chroniques récidivantes en particulier les suivantes :

Dermatologiques

- Eczéma.
- Herpès.
- Parasitose et mycose.
- Furonculose.

O.R.L. et respiratoires

- Asthme.
- Rhume des foins.
- Rhinopharyngite chronique.

SULFUR IODATUM

Origine

Le iodure de soufre.

Symptômes caractéristiques

- Fatigue vers 11 h du matin.

• Excrétion irritante.
• Inflammation des ganglions.
• Inflammation des tissus intra-articulaires.
• Inflammation avec petits kystes de la peau.

Utilisation chez l'enfant

• Séquelles O.R.L. des grippes.
• Rhinopharyngite chronique des enfants et adolescents.
• Acné juvénile.
• Convalescence.

SYMPHYTUM

Origine

La grande consoude officinale.

Utilisation chez l'enfant

• Consolidation des fractures, douleurs osseuses.

TABACUM

Origine

Le tabac.

Symptômes caractéristiques

• Nausées avec sueurs froides, malaises.
• Aggravation par le mouvement.
• Amélioration à l'air frais.

Utilisation chez l'enfant

• Mal des transports.

TÆNIA (vers solitaire) ⚠

Rare, mais il faut y penser chez un enfant qui maigrit avec un appétit d'ogre. Le traitement classique est très efficace mais il peut subsister une fatigue et un amaigrissement.

Donner alors pendant 1 mois :
China rubra 9 CH, 5 granules 2 fois par jour, et
Natrum muriaticum 9 CH, 5 granules chaque matin.

TALON

Il n'est pas rare qu'un enfant se plaigne du talon, soit à la suite d'une chute soit sans raison. Une radio éliminera le plus souvent l'hypothèse d'une lésion.

Avant de consulter le podologue, on peut donner pendant 1 mois :
Medorrhinum 15 CH, 1 dose chaque semaine, et
Hekla lava 5 CH, 5 granules 2 fois par jour.

TARENTULA CUBENSIS

Origine

La tarentule de Cuba.

Utilisation chez l'enfant

• Inflammation ou petit abcès à la suite d'une piqûre.

TARENTULA HISPANA

Origine

La tarentule d'Espagne.

Symptômes caractéristiques

• Excitation motrice inlassable.
• Excitation psychique.

Utilisation chez l'enfant

• Enfants instables constamment agités.
• Tics de la face.

TEINTURE MÈRE (TM)

Voir **L'homéopathie en bref** page 12.

TENDINITE

Rare chez l'enfant, plus souple que l'adulte aux efforts sportifs. Le repos est le premier traitement.

Donner :
Rhus toxicodendron 9 CH, 5 granules matin et soir.
Si la douleur est très localisée, par exemple un *tennis elbow*, ajouter :
Kalium bichromicum 9 CH, 5 granules 2 fois par jour.

TENNIS ELBOW

Voir **Tendinite.**

TERREURS NOCTURNES

Les terreurs nocturnes interviennent plutôt chez le jeune enfant. En cas de cauchemar, l'enfant se réveille ou s'en souvient le lendemain matin. En cas de terreur nocturne, l'enfant, qui crie, terrorisé, les yeux grands ouverts, ne se réveille pas et n'en a aucun souvenir le matin.

Un médicament est parfois à lui tout seul souverain : ***Stramonium 15 CH,*** 5 granules au coucher pendant 5 jours. Recommencer le même traitement si les troubles se reproduisent.

Si l'enfant est très anxieux du noir ou de la nuit ajouter :
Arsenicum album 15 CH, 5 granules au coucher pendant 10 jours.

Si les troubles du sommeil persistent, il faut consulter.

Voir **Insomnie.**

TESTICULE ⚠

Toute douleur du testicule doit conduire à une consultation.

Testicule non présent, voir **Ectopie.**

TESTS TUBERCULINIQUES

Les tests tuberculiniques sont pratiqués régulièrement durant l'enfance, or certains enfants semblent développer à leur suite un fléchissement de l'état général se traduisant par une recrudescence de rhinopharyngites ou d'otites.

Dans ce cas, après chaque test tuberculinique, donner à l'enfant :
Thuya occidentalis 15 CH, 1 dose, et ***Silicea 15 CH,*** 5 granules chaque soir pendant 15 jours.

THALLIUM METALLICUM

Origine

Le thallium.

Utilisation chez l'enfant

- Chute de cheveux.

THERMALISME

Voir **Cure thermale.**

TIMIDITÉ

La timidité est le plus souvent normale chez l'enfant et il faut respecter les différences de comportement de chacun. Parfois, cette timidité, cette attitude craintive devient un handicap, en particulier à l'école. En dehors d'un événement marquant qui aurait modifié le caractère de l'enfant, elle révèle une sensibilité constitutionnelle personnelle qui évoque l'indication de grands médicaments de terrain.
Enfants fragiles, chétifs, sujets à de nombreuses infections O.R.L. : ***Silicea***
Enfants émotifs très dépendants de l'environnement affectif : ***Pulsatilla.***
Enfants réservés, qui se replient facilement : ***Natrum muriaticum.***

THUYA OCCIDENTALIS

Origine

Le thuya d'occident ou arbre de vie.

Symptômes caractéristiques

- Névralgies.
- Borborygmes (gargouillis).
- Idées fixes, tendance dépressive.
- Aggravation à l'humidité.
- Aggravation par les vaccinations.

Utilisation chez l'enfant

- Rhinopharyngite, sinusite, otite séreuse.
- Verrues, cellulite.
- Colites avec gargouillements.

Thuya est avant tout un médicament de terrain qu'on utilise à chaque fois que la maladie est intervenue à la suite d'une perturbation du système immunitaire. Cette évolution du terrain est liée à un événement déclenchant : vaccins B.C.G., anticoqueluche, antigrippal, mais aussi le stress (accident, deuil, séparation d'avec la mère à l'occasion des débuts en crèche ou à l'école, arrivée d'un petit frère ou d'une petite sœur).
Chez les jeunes enfants, la récidive des maladies infectieuses, avec des traitements de plus en plus agressifs, est l'une des causes de l'apparition de ce terrain chronique. Les maladies qui en découlent, en général une inflammation avec écoulement chronique d'une muqueuse ou des verrues, sont toujours traînantes et se développent progressivement

THYPHOÏDE

Voir **Salmonellose.**

TIC

Un tic de la face (le plus fréquent) s'installe parfois rapidement à la suite d'un événement ou sans raison repérable évidente. Votre médecin homéopathe replacera ce tic dans l'ensemble du tableau réactionnel de l'enfant : son comportement général, sa constitution, son sommeil, son caractère et, bien sûr, les circonstances d'apparition de ce tic et celles qui l'aggravent, fatigue, stress.

Ce qu'il est possible de faire en attendant de consulter
Donner :
Agaricus 9 CH, 5 granules 2 fois par jour.

TIQUES ⚠

Les tiques ne s'attaquent pas qu'aux chiens : votre enfant, lui aussi, peut être mordu. Il faut désinfecter la plaie et consulter votre médecin, car les tiques peuvent être porteuses de certaines maladies transmissibles à l'homme.

Ce qu'il est possible de faire en attendant de consulter

Donner :

Tarentula cubensis 5 CH, 5 granules 3 fois par jour.

TORTICOLIS

L'enfant se plaint brusquement d'une raideur douloureuse du cou. Attention, s'il y a de la fièvre et des vomissements, il faut consulter en urgence pour examiner l'hypothèse d'une méningite.

L'enfant se plaint par ailleurs parfois de douleurs du cou à la suite d'exercices sportifs ou d'une mauvaise position lors d'un voyage en voiture, par exemple : si la gêne persiste, il faut consulter.

Ce qu'il est possible de faire en attendant de consulter

Mettre un foulard autour du cou et donner :

Arnica montana 9 CH, 1 dose à renouveler 2 heures après, ainsi que

Lachnantes 5 CH et

Bryonia alba 9 CH, 5 granules de chaque toutes les heures.

TOUX ⚠

La toux n'est pas une maladie mais un symptôme. Soigner ce symptôme, c'est d'abord le comprendre et en découvrir la cause.

Il faut aussi garder à l'esprit quelques évidences souvent oubliées par la famille et même par les soignants.

- Faire disparaître un symptôme n'est pas guérir une maladie.
- Tousser peut être bénéfique pour éliminer des sécrétions qui encombrent, il faut donc proscrire les sirops antitussifs.

Au cours des bronchites ou bronchiolites, certains enfants, à l'occasion d'un rhume, toussent plus ou moins longtemps que d'autres. Ils ne sont pas forcément asthmatiques et il est inutile d'instituer des traitements antiasthmatiques à long terme. Un traitement homéopathique de fond sera en revanche nécessaire.

Tous les enfants qui toussent chroniquement n'ont pas forcément un reflux gastro-œsophagien, là encore le traitement homéopathique sera efficace et évitera des traitements antireflux au long cours fastidieux et le plus souvent inutiles.

Une toux qui dure au-delà de la maladie qui semble en être la cause doit amener à une consultation.

Ce qu'il faut observer

- Depuis combien de temps l'enfant tousse-t-il ?
- A-t-il de la fièvre ?
- La toux est-elle sèche ou grasse ?
- La toux est-elle incessante, sans rythme ou par quinte ?
- Dans quel contexte se situe cette toux : infection, allergie, émotivité ?

Ce qu'il est possible de faire en attendant de consulter

Si la toux est sèche, récente et s'accompagne de fièvre.
C'est un rhume qui commence. Les mêmes médicaments traitent la fièvre, l'inflammation et la toux ; il est inutile de multiplier les médicaments, il vaut mieux attendre l'évolution des symptômes.

Dans tous les cas, pendant 48 heures, donner :
Ferrum phosphoricum 9 CH, 5 granules matin et soir.

En cas de fièvre aiguë, brutale avec congestion sèche du visage et toux sèche rauque, donner :
Aconitum napellus 9 CH, 5 granules toutes les heures.
Si la fièvre est élevée, brutale, alternant avec sueurs de la face, les muqueuses sont sèches et douloureuses, donner :
Belladonna 9 CH, 5 granules toutes les heures.

Si la toux est sèche, rauque, récente et la voix est modifiée.
Il s'agit d'une laryngite qui commence.

Dans tous les cas, donner :
Hepar sulfur 15 CH, 1 dose matin et soir, ainsi que
Spongia tosta 5 CH et
Arum triphyllum 5 CH, 5 granules de chaque en alternance toutes les heures.

Il faut demander rapidement l'avis du médecin.

Si la toux est grasse, récente et s'accompagne de fièvre.
C'est sans doute un gros rhume avec des sécrétions grasses qui encombrent le cavum et descendent dans la trachée.

Dans tous les cas, donner pendant 48 heures :
Ferrum phosphoricum 9 CH, 5 granules matin et soir, ainsi que
Mercurius solubilis 9 CH et
Kalium bichromicum 9 CH, 5 granules de chaque en alternance toutes les heures.

Si la toux est spasmodique, incesssante, récente et s'accompagne de fièvre.
Il peut s'agir d'un début de bronchiolite. Vous devez demander l'avis du médecin.

En attendant, donner :
Ipeca 9 CH et
Blatta orientalis 9 CH, 5 granules de chaque en alternance toutes les heures.

Si la toux est sèche, quinteuse et dure bien que les autres symptômes aient disparu.
Votre enfant est un « tousseur », c'est une trachéite spasmodique.

Dans tous les cas, donner :
Drosera 15 CH, 1 dose matin et soir pendant 2 jours, ainsi que
Coccus cacti 15 CH et
Coralium rubrum 9 CH, 5 granules de chaque en alternance toutes les heures.

Si la toux est sèche non quinteuse et dure depuis plus d'une semaine.
Attention, votre enfant a peut-être un reflux gastrique, a inhalé un petit objet ou du coton qui obstrue une petite bronche. Il faut consulter rapidement.

Si la toux semble liée à une grande émotivité.
Ce diagnostic ne peut être affirmé qu'après avoir éliminé tous les autres.

S'il s'agit d'une toux nerveuse, dans la journée, pire en y pensant, disparaissant à la

distraction, donner :
Ignatia amara 15 CH, 1 dose par jour, 3 matins de suite.

S'il s'agit d'une toux nerveuse, juste au moment du coucher, qui oblige à se relever, donner :
Hyoscyamus niger 15 CH, 1 dose par jour, 3 matins de suite.

Les sirops homéopathiques tels que ***Stodal*** ® ou **Drosetux** ® peuvent être utilisés car ils ne sont pas antitussifs. Ils réunissent des médicaments qui ont pour but de réguler la réponse de l'organisme au niveau tant des sécrétions que du caractère spasmodique de la toux.

TRACHÉITE

Voir **Toux.**

TRANQUILLISANTS

La France est montrée du doigt pour sa surconsommation abusive de tranquillisants en tous genres et les enfants ne sont pas épargnés. Hormis des circonstances très particulières, les calmants et somnifères doivent être proscrits.

Voir **Comportement, Insomnie.**

TRANSPIRATION

La transpiration accompagne la fièvre et ses caractéristiques permettent souvent de choisir le médicament le plus adapté. Dans d'autres cas, la transpiration est liée à un état pathologique qui n'est pas évident et qui doit être l'objet d'un bilan. Mais en dehors de ces cas, la transpiration témoigne d'une réaction individuelle constitutionnelle.

On peut donner le soir pendant 1 mois 5 granules des médicaments suivants :
Calcarea carbonica 9 CH pour la transpiration du cuir chevelu ;
Calcarea phosphorica 9 CH pour la transpiration du cou ;
Thuya occidentalis 9 CH pour la transpiration aux aisselles (odeur forte) ;
Sticta pulmonaria 9 CH pour la transpiration des mains ;
Silicea 15 CH pour la transpiration des pieds ;
Mercurius solubilis 9 CH pour la transpiration la nuit des parties couvertes.

TRANSPORT

Voir **Mal des transports.**

TROMPE D'EUSTACHE

Voir **Otite.**
Obstruction des trompes d'Eustache : voir **Otite séreuse.**

TUBE DE GRANULES

Voir **L'homéopathie en bref** pages 13-14.

TUBERCULINUM

Origine

C'est la tuberculine brute de l'Institut Pasteur.

Symptômes caractéristiques

- Maigreur, frilosité.
- Fatigabilité.

VACCIN

Ce livre n'est pas le lieu pour rentrer dans la polémique qui oppose les « anti-vaccins primaires » et « les vaccinateurs aveugles ».
Là encore, il faut avoir en tête quelques repères simples et de bon sens.
• En tant que médecin ou parent, on doit d'abord être « antimaladie réfléchi » et « prosanté éclairé ».
• Le nombre croissant des vaccins faits aux enfants perturbent vraisemblablement leur système immunitaire (c'est le but), et certains semblent fragilisés vis-à-vis de maladies bénignes comme les affections O.R.L.
• Il est maintenant reconnu que certains vaccins peuvent être à l'origine d'effets secondaires très graves, par exemple le vaccin contre l'hépatite B. Il faut alors mesurer le risque entre la maladie et le vaccin.
• Certains vaccins sont obligatoires en France et leurs effets secondaires sont mineurs, c'est le cas du B.C.G., par exemple. Il faut savoir, avec le médecin, choisir le meilleur moment et adapter un traitement homéopathique pour prévenir les conséquences : voir **B.C.G.**

Les vaccinations obligatoires doivent être faites en respectant le calendrier établi et, à chaque fois, un traitement homéopathique devra être donné pour minimiser les risques et aider l'enfant à franchir cette étape immunitaire. Demander conseil à votre médecin homéopathe.

On donne d'habitude à l'enfant :
Thuya occidentalis 15 CH, 1 dose le jour du vaccin, à renouveler 15 jours après.

• Affections O.R.L. à répétition avec rechute très fréquente.
• Variabilité des symptômes.

Utilisation chez l'enfant

• Rhinopharyngites à répétition.
• Asthme.
• Otites à répétitions.
• Troubles de croissance.
• Spasmophilie.
• Maux de tête.
• Anxiété et hyperémotivité.

Ce médicament est avant tout un médicament de terrain et il doit être manié avec prudence et précision. Il convient surtout à des enfants frileux, très émotifs, d'humeur plutôt instable, imaginatifs et créatifs, qui aiment le changement.

TUBERCULINUM AVIAIRE

Origine

La tuberculine des poules.

Utilisation chez l'enfant

Médicament d'action chronique, chez les enfants en particulier, utilisé dans le traitement des otites à répétition, bronchites, bronchiolites, asthme. Ces indications sont du ressort du médecin homéopathe.

URTICA URENS

Origine

L'ortie brûlante.

Utilisation chez l'enfant

- Urticaire surtout alimentaire ou aggravée au contact de l 'eau.
- Démangeaison du cuir chevelu.

URTICAIRE

Une des manifestations fréquentes du terrain allergique de l'enfant est l'urticaire aiguë. Sa découverte doit amener à une consultation pour bilan et mise en route d'un traitement de fond de ce terrain allergique. Voir **Allergie.**

Ce qu'il est possible de faire en attendant de consulter

Donner dès les premiers symptômes et pendant 2 jours :

Poumon histamine 15 CH, 5 granules 3 fois par jour, et

Apis mellifica 9 CH, 5 granules toutes les 2 heures.

VAB

Origine

Le B.C.G.

Utilisation chez l'enfant

- Suite de vaccination par le B.C.G.
- Affection O.R.L. à répétition, otite.

VACCINOTOXINUM

Origine

Biothérapique fabriqué à partir du vaccin antivariolique.

Symptômes caractéristiques

- Lésions vésiculeuses.
- Cicatrices.

Utilisation chez l'enfant

- Herpès, staphylococcies, zona, molluscum.

VARICELLE

C'est la dernière maladie pour laquelle il n'y a pas encore de vaccin. Son diagnostic ne pose aucun problème et son traitement est toujours le même.

Donner au début :

Rhus toxicodendron 15 CH et

Croton tiglium 9 CH, 5 granules de chaque en alternance, toutes les 2 heures jusqu'à amélioration.

Puis, au stade des croûtes, donner :

Mezereum 5 CH et

Antimonium tartaricum 9 CH, 5 granules de chaque en alternance toutes les 2 heures jusqu'à guérison.

VÉGÉTATIONS

Les végétations sont un tissu qui se situe au fond des fosses nasales. Comme les amygdales, elles ont pour mission de protéger les voies aériennes des microbes ou virus. Leur hypertrophie chez le jeune enfant peut provoquer un obstacle mécanique en gênant la perméabilité des trompes d'Eustache.
Si ces végétations entraînent des otites à répétition ou entretiennent une otite séreuse, il faut les faire enlever et traiter ensuite le terrain.

Dans le cas des rhinopharyngites simples à répétition, il faut avant tout traiter le terrain. Les végétations régresseront d'elles-mêmes.

VER SOLITAIRE

Voir **Tænia.**

VERATRUM ALBUM

Origine

L'ellébore blanc.

Symptômes caractéristiques

• Sensation de froid glacé, avec faiblesse intense, malaise.
• Douleurs violentes comme des crampes.
• Sueurs froides.
• Diarrhée abondante et fréquente entraînant un risque de déshydratation.

Utilisation chez l'enfant

• Diarrhée aiguë lors de gastro-entérite ou d'intoxication alimentaire avec malaise.

VERRUES

Les verrues sont des excroissances bénignes d'origine virale et donc contagieuses pour l'enfant lui-même et pour son entourage. La piscine est le milieu le plus favorable pour la transmission de ces virus. Théoriquement, les verrues guérissent toutes seules, mais il est préférable d'instituer un traitement homéopathique pour écourter leur durée de vie et limiter leur contagion.
Si, malgré le traitement simple, elles persistent ou se multiplient, il faut consulter.

Ce qu'il est possible de faire en attendant de consulter

Donner pendant 1 mois systématiquement :

Thuya occidentalis 15 CH, 1 dose un dimanche sur deux, et
Medorrhinum 15 CH, 1 dose un dimanche sur deux, en alternance.

Si les verrues sont épaisses, indurées et douloureuses sur les mains ou la plante des pieds, ajouter :
Antimonium crudum 9 CH et
Nitricum acidum 9 CH, 5 granules de chaque, matin et soir.

Si les verrues sont plates et transparentes, non douloureuses, ajouter :
Dulcamara 9 CH, 5 granules matin et soir.

Si les verrues sont autour des ongles, ajouter :
Causticum 9 CH et
Graphites 9 CH, 5 granules de chaque, matin et soir.

Voir aussi **Molluscum.**

VERS

Voir **Oxyure.**

VOMISSEMENTS ⚠

Les causes de vomissement sont nombreuses et, en dehors de la simple indigestion, il faut consulter.

Ce qu'il est possible de faire en attendant de consulter

À cause d'indigestion ou d'excès alimentaires, les vomissements soulagent. Donner :
Nux vomica 5 CH et
Antimonium crudum 5 CH, 5 granules de chaque.

À cause de gastro-entérite ou d'intoxication alimentaire, les vomissements ne soulagent pas. Donner :
Ipeca 9 CH et
Arsenicum album 9 CH, 5 granules de chaque en alternance toutes les heures.

Crise d'acétone de l'enfant, donner :
Senna 5 CH, 5 granules toutes les demi-heures.

VOMISSEMENTS DU NOUVEAU-NÉ ⚠

Si un nouveau-né vomit tous ses repas, il faut consulter rapidement le médecin pour faire un bilan.

VUE (troubles de la)

Si votre bébé présente un strabisme permanent ou même transitoire, il s'agit vraisemblablement d'un trouble de l'accommodation qui nécessite un bilan et un traitement.
De même, tout enfant en difficulté scolaire ou se plaignant de maux de tête doit bénéficier d'une consultation chez un ophtalmologiste
Des médicaments homéopathiques peuvent aider les séances de rééducation. Voir ***Ruta*** et ***Arnica.***

ZINCUM METALLICUM

Origine
Le zinc.

Symptômes caractéristiques
- Sensation de faiblesse, surtout sur le plan nerveux et intellectuel.
- Impatience, crampes dans les jambes avec besoin de les bouger sans cesse.

Utilisation chez l'enfant
- Fatigue nerveuse après surmenage.
- Difficultés scolaires chez des enfants nerveux, agités.
- Crampes, impatience des jambes.

ZONA ⚠

Un enfant aussi peut avoir un zona. Il faut consulter le médecin pour confirmer le diagnostic et surtout vérifier par un bilan si un déficit immunitaire n'est pas à l'origine de ce zona.

Ce qu'il est possible de faire en attendant de consulter
Dès les premiers symptômes, donner :
Vaccinotoxinum 15 CH, 1 dose unique, ainsi que
Arsenicum album 9 CH et
Rhus toxicodendron 15 CH, 5 granules de chaque, en alternance toutes les 2 heures.

Si les lésions provoquent un prurit important, surtout après quelques jours, ajouter :
Croton tiglium 9 CH, 5 granules 4 fois par jour.

INDEX MÉDICAL pathologies et généralités

INDEX DES MÉDICAMENTS

BIBLIOGRAPHIE

Dans la même collection

Homéopathie

• ***Homéopathie de A à Z,*** Dr Jean-Louis Masson, Marabout, 2003
• ***Homéopathie, la femme enceinte,*** Dr Claudette Rocher, Marabout, 2003
• ***Homéopathie, le chien,*** Dr Marie-Noëlle Issautier et Dr Jacqueline Peker, Marabout, 2003

Enfance

• ***Le Guide des mamans débutantes,*** Anne Bacus, Marabcut, 2000
• ***Le Guide de votre enfant de 1 à 3 ans,*** Anne Bacus, Marabout, 2003
• ***Premiers repas de bébé,*** Blandine Vié et Dr Henri Bouchet, Marabout, 2001
• ***Questions au psy, spécial petits,*** Marabout, 2001

NOTES

Crédits photos : p. 6 et p. 13 © Yann Geoffray, p. 11 © Boiron, p. 12 © Pierre-Gilles Lombard

Archevé d'imprimé en Italie par Rotolito Lombarda
dépôt legal 45063 - mars 2004
ISBN : 250103984 - X
40.3834.5/02